Herstellung und Verlag:
BoD – Books on Demand, Norderstedt
ISBN 978-3-7357-1835-8

Covergestaltung, Grafiken und Foto:
Susanne Krauss Fotografie
Dipl.- Designerin/Fotojournalistin
München
Mobil: +49 178 189 67 85
foto@susanne-krauss.de

Uta Sander
utasander@web.de

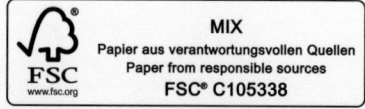

Uta Sander

Schüßler Salze & Chemotherapie

Wie Schüßler Salze
bei der Diagnose Krebs
unterstützend wirken

Mit Impulsen aus dem Entspannungs- und
Modernen Mentaltraining

Kleiner Leitfaden
mit großer Wirkung

Nur du bist jetzt wichtig!
Das ist deine Zeit!
Du bist gut,
so wie du JETZT bist!

Inhalt

Inhalt

Inhalt

Inhalt

Vorwort

In den letzen Jahren kontaktierten mich immer wieder Betroffene denen noch Fragen am Herzen lagen oder die sich einfach auch nur die Rückversicherung holen wollten, ob sie denn auch alles richtig machen und ja nichts vergessen haben.

Diese Kontakte und Fragen haben mir wieder einmal gezeigt wie wichtig es ist, in solch einer schweren Lebensphase Unterstützung zu bekommen.

Die Rückmeldungen, zu den einzelnen Abschnitten, die bei der Diagnose Krebs durchlaufen werden, haben mich sehr gefreut.

Sie bestätigten mir, wie erfolgreich Schüßler Salze vielen Menschen eine Hilfestellung bieten, wenn auch, und das sei hier noch mal betont, im Grunde die Wirkung bisher noch nicht nachgewiesen wurde. Immer wieder mal wird zur Wirkung der Schüßler Salze geäußert, dass diese nur Einbildung sei.

Wir dürfen davon ausgehen, dass der Mensch in Bildern denkt und dass diese Gedanken, sich bildhaft in bestimmten Teilen in unserem Gehirn ihren Platz finden. Diese Bilder verursachen eine körperliche Reaktion. Stellen wir uns unser Lieblingsessen vor oder wie wir in eine saftige Zitrone beißen. Unser Körper reagiert sofort mit vermehrtem Speichelfluss. Das bedeutet, dass unsere Einbildung, unser inneres Bild, denn wir essen ja nicht wirklich, eine körperliche Reaktion zur Folge hat.

Selbst wenn es jetzt so wäre, dass Schüßler Salze keine Wirkung haben und wir uns das alles nur einbilden, dann haben wir dennoch den gewünschten Effekt. Das innere Bild wirkt und unser Körper reagiert. So ist es letztlich egal wer oder was dafür oder dagegen spricht, die Wirkung ist uns sicher.

Im Abschnitt „Die Wirkungsweise der Schüßler Salze" wird diese aber noch ausgiebig beschrieben. Diese Ausgabe erweitere ich um die Punkte Antikörper und Fatigue. Bei den Kontakten in den letzen Jahren waren auch diese beiden Themen immer wieder relevant und sollen zur Vervollständigung mit aufgeführt werden.

Bei meinen Seminaren verteile ich gerne vorher oder anschließend Spruchkarten. Sie sind eine schöne Erinnerung und holen das Erlebte immer wieder aus dem Unterbewusstsein hervor, wecken die Gefühle und lassen einen so wieder in eine friedlich, motivierte und kraftvolle Stimmung bringen. In dieser Ausgabe werden Sie immer wieder solche Sprüche und Weisheiten finden und wenn zu gar nichts mehr die Kraft reicht, dann legen Sie diese Worte einfach in Ihr Herz und lassen diese wirken.

Ich wünsche mir von Herzen, dass auch weiterhin auf diese Weise Betroffenen ihr Schicksal etwas erleichtert wird und sie gestärkt diese Phase durchlaufen.

Einleitung

2009 erhielt ich die Diagnose Brustkrebs. Darauf folgten Operationen, Chemotherapien und Bestrahlungen, sowie die freiwillig gewählten Gaben von Bisphosphonaten.

Hätte ich zu diesem Zeitpunkt nicht schon das Wissen der Wirkung von Schüßler Salzen gehabt, wäre diese Zeit wesentlich schwerer verlaufen, als sie von Haus aus war.

In jeder Phase konnte ich mich gut unterstützen und mich ganzheitlich versorgen. Jede Phase forderte ein erneutes Hinspüren und Kombinieren, um mich bestmöglich zu unterstützen.

Zu der ganz hervorragenden, medizinischen und menschlichen Betreuung durch meine Ärzte und Fachärzte, konnte ich auf diese Weise dennoch eigenverantwortlich für mich tätig sein und das Vertrauen in meinen Körper wieder zurückgewinnen und aufbauen.

Dazu musste ich ganz bei mir sein und mich mit mir, meinen Gefühlen, meinen Bedürfnissen und meinen Beschwerden auseinandersetzen. Auf einmal lag der Fokus nicht mehr im Außen, sondern im Innen. Das ist eine heilsame Einstellung - sich den Raum zu geben, der notwendig ist, um gesund zu werden und zu bleiben.

Diesen Raum wollte ich auch den Betroffenen ermöglichen, die in der gleichen Situation waren wie ich und so initiierte ich eine Selbsthilfegruppe[1], die heute unter einer neuen Leitung weitergeführt wird.

---

[1] http://www.selbsthilfegruppe-fuer-frauen-bei-krebs-guenzburg.de

Gemeinsam gibt man dort der Lebenssituation die Aufmerksamkeit, die sie braucht, damit sie losgelassen werden kann, um auch dem Raum zu geben, was einem sonst noch umgibt. Das Leben besteht aus mehr als nur aus der Diagnose Krebs.

Schüßler Salze & Chemotherapie

Kleiner Leitfaden mit großer Wirkung
Was für eine Konstellation: Schüßler Salze und
Chemotherapie. Das sind zwei Welten. Auf der
einen Seite die Chemotherapie, die nicht nur den
Krebs zerstört, sondern so ziemlich alles, was sich
im Körper schnell teilt und dem Betroffenen
zeitweise das Gefühl gibt, sie zerstöre ihn ganz und
gar. Auf der anderen Seite die Schüßler Salze,
deren Wirkung wissenschaftlich noch nicht einmal
nachgewiesen sind. Was sollen diese dann schon
bewirken in einem Körper, der so starken Mächten
wie einer Chemotherapie ausgeliefert ist.
Vielleicht sind aber genau diese beiden Gegensätze
das, was die Situation im Gleichgewicht hält.
Vielleicht tut es dem Körper gut, wenn er in jeder
einzelnen Zelle erinnert wird, dass noch andere
Kräfte wirken und nicht nur das Zerstörerische um
sich greift. Vielleicht brauchen gerade onkologische
Patienten diese sanfte Unterstützung, um so gut
und leicht wie nur irgend möglich durch diese harte
Zeit der Chemotherapie zu kommen.
Unterstützung - das ist das Schlüsselwort. Denn
nichts anderes bewirken Schüßler Salze. Sie
unterstützen unseren Organismus und zeigen ihm
hilfreich an, wo er die eine oder andere Information
vergessen hat. Überhaupt ist es sehr wertvoll, wenn
in der Zeit der Chemotherapie, Operation und
Bestrahlung, Unterstützung von allen Seiten
hinzugezogen wird. Da denke ich viel weiter als
„nur" an Schüßler Salze.

Es gibt die unterschiedlichsten Möglichkeiten, sich zu unterstützen. Menschlich, medizinisch, psychologisch, physiologisch, geistig-spirituell. Dabei ist der gute Freund, der sich Zeit für ein Gespräch nimmt, genauso wichtig und wertvoll wie die Familie, die hinter einem steht und der Facharzt, der durch die Zeit der Therapie begleitet.
Die Psychoonkologie hat da leider immer noch nicht den Stellenwert, der ihr würdig ist. Bei einem Vortrag der Psychoonkologin, Frau Dr. Elisabeth Kalischek, in der Selbsthilfegruppe für Frauen bei Krebs, eröffnete sie den Abend mit folgendem Satz: „Wenn ich an das Krankenbett komme und mich vorstelle, dann antwortet die Mehrheit:" „Ich habe es nicht im Kopf, ich habe Krebs."
Die Möglichkeiten der Unterstützung sind unbegrenzt - vorausgesetzt, die Bereitschaft sich zu öffnen und anzunehmen ist da. Jeder darf da für sich seine Grenzen ausloten und erweitern, um den größtmöglichsten Nutzen aus der gesundheitlichen Krise zu ziehen, um wieder aus ihr heraus zu kommen oder besser aus ihr heraus zu wachsen.
Schüßler Salze sind da nur ein Teil, wenn auch ein beträchtlicher.
Ziel dieses Leitfadens ist, dass ein jeder schnell und einfach seine optimale Kombination von Schüßler Salzen findet, gleich in welcher Phase der Therapie er sich nach der Diagnose Krebs befindet. In den Wirren einer solchen gesundheitlichen Härtezeit ist es überaus wichtig, einen Leitfaden an der Hand zu haben, der seinen Teil dazu beiträgt, um hilfreich Klarheit zu schaffen.

In diesem Ratgeber habe ich versucht, alles einfach und übersichtlich zu halten, damit die Betroffenen schnelle und unkomplizierte Unterstützung bekommen.

Kleiner Schritt mit großer Wirkung
Die Wirkungsweise der Schüßler Salze.
Dr. Wilhelm Heinrich Schüßler (1821–1898), Arzt und Forscher, entwickelte die Mineralsalztherapie. Er nahm an, dass Krankheiten zu einem großen Teil auf der Grundlage eines „gestörten Mineralstoffhaushaltes" entstehen, wobei das Fehlen eines bestimmten Minerals den gesamten Stoffwechsel beeinträchtigt.[2]
Nach Dr. Schüßler's Ansicht verursacht ein Krankheitserreger die Verstärkung der Funktion einer Zelle, da die Zelle bemüht ist, den Reiz abzustoßen. Aufgrund dieser Tätigkeit verliert sie einen Teil ihrer mineralischen Funktionsmittel. Das bedeutet, die Zelle reagiert auf den Krankheiterreger und versucht mit Ausschüttung des Mineralstoffs, diesen aufzulösen. Die Zelle gibt alles was sie hat und mehr. Sie gibt nicht nur ihre Reserven, sondern sie gibt so viel Einsatz, dass sie bei der Aufnahme des Mineralstoffs über die Nahrung (dazu im Kapitel Schüßler Salze in unserer Ernährung später mehr) oft keine Reserven mehr ansammeln kann; sie hat „verlernt", was damit zu tun ist. Die Folge davon ist, dass aufgenommene Mineralstoffe einfach wieder ausgeschieden werden.

---

[2] Ausbildungsinhalte; Beraterin für Schüßler Salze, Paracelsusschule Ulm

Diese Zellen sind dann mineralstoffarm, was nach
Dr. Schüßler das Wesen einer Krankheit ist. Das
hört sich nach einem endlosen Kreislauf an.
Durch die Zufuhr dieser, nun fehlenden
Mineralstoffe will Dr. Schüßler Krankheiten
bekämpfen. Dazu ist die Potenzierung seiner Salze
notwendig, um Mängel innerhalb einer Zelle
aufzufüllen.
Nach seiner Ansicht gelangen die hoch verdünnten
(potenzierten) „feinstofflichen" Mineralstoffe, also
die einzelnen Moleküle, direkt in das Zellinnere. Die
Mängel außerhalb der Zellen sind durch eine
nährstoff- und basenreiche Ernährung aufzufüllen,
da ein gewisses Gleichgewicht zwischen
Zellinnerem und dem Äußeren einer Zelle
notwendig ist.
Der feinstoffliche Mineralstoff wird in das Zellinnere
gebracht, die Zelle erinnert sich nun was ihre
ursprüngliche Aufgabe war. Die Zufuhr von
Mineralstoffen durch eine ausgewogene Ernährung
kann dann wieder im Körper verarbeitet und
eingesetzt werden und so ist das Gleichgewicht
wieder hergestellt.

Ein Beispiel aus dem Alltag
Bei der Einnahme eines Eisenpräparates klagen
meine Klienten immer wieder über Verstopfung.
Das bedeutet, das Eisen kann nicht vom Körper
aufgenommen werden und wird ausgeschieden. Bei
der zusätzlichen Einnahme des Schüßler Salzes
Nr. 3 Ferrum phosphoricum D 12 wird das
Zellinnere versorgt und daran erinnert, was es mit
der äußerlichen Zufuhr durch das Eisenpräparat
machen kann. So wird es dem Körper möglich
gemacht, jetzt erst das Eisen tatsächlich
aufzunehmen und zu verarbeiten bzw. zu
speichern.

Mineralstoffe nach Dr. Schüßler sind in gewisser
Weise eine Stütze. Sie ermöglichen das Auffüllen
der Speicher, wodurch sich der Organismus wieder
zufrieden stellend selbst organisieren kann. Sie
bewirken indirekt Veränderungen auf der Ebene des
Körpers, des Geistes und der Seele. So haben
Schüßler Salze in der heutigen modernen
Ganzheitsmedizin einen besonderen Stellenwert.
So ist es möglich, dass sich der Allgemeinzustand
während der Chemotherapie deutlich verbessert
und erhalten bleibt, wenn die Mineralstoffe
regelmäßig eingenommen werden und darauf Acht
gegeben wird, dass sie ihre Wirkung voll entfalten
können. Hierzu beachten Sie bitte im Besonderen
die Hinweise zur Einnahme.
Insgesamt steht die Grundhaltung diesbezüglich für
die Gesundheitspflege und die Vor-beugung - also
bevor ich gebeugt werde.

Die Grenzen der sanften Methode
Es ist zu beachten, dass Schüßler Salze keinerlei
wissenschaftlich nachgewiesene Wirkung haben.
Es ist wichtig, dass bei schwerwiegenden, akuten
oder chronischen Beschwerden und Krankheiten
wie Krebs unbedingt die Zusammenarbeit mit einem
Onkologen sowie weiteren Fachärzten anzuraten
ist.
Der ganzheitliche Ansatz ist wünschenswert bei
dem der ganze Patient an Körper, Geist und Seele
behandelt wird und auch hier stehen zahlreiche
Möglichkeiten zu Verfügung die jeder einzelne nach
seinem Bedürfnis in Anspruch nehmen kann.
Es wäre sehr einseitig zu glauben, dass kein Arzt
mehr nötig ist, wenn die Mineralstoffe nach Dr.
Schüßler zur Verfügung stehen, aber genauso
einseitig wäre es sich „nur" Fachärztlich behandeln
zu lassen.
Es wird vereinzelnd von der Einnahme während der
Chemotherapie abgeraten mit der Begründung,
dass eine Kontraindikation stattfinden kann.
Schüßler Salze jedoch wirken auf feinstofflicher
Ebene, so kann das die Wirkung der
Chemotherapie auf körperlicher Ebene nicht
schwächen.
Es wird lediglich dem Körper eine Hilfestellung
gegeben, um die Chemotherapie besser, schneller
und leichter zu verarbeiten.

Dosierung und Einnahme

Dr. Schüßler war in der Höhe der Dosierungen seiner Mittel offen und schrieb, dass jeder nach eigenem Ermessen die Dosis wählen solle. Körperwahrnehmung ist hier ganz wichtig. Eine eigene, unvoreingenommene Körperbetrachtung lässt das richtige Salz und die richtige Dosierung finden. Individuell muss jeder seine Menge erforschen und erfahren.

Deshalb sind die Dosierungsanweisungen immer nur als eine Empfehlung und als ein Ausgangswert anzunehmen, der sowohl nach oben, als auch nach unten jederzeit korrigiert werden kann, ja sogar korrigiert werden soll.

Dr. Schüßler und seine unmittelbaren Schüler arbeiteten sehr intuitiv, sie haben ihre Erfahrungen vorurteilsfrei erworben und hatten damit die größten Erfolge.

Es ist natürlich klar, dass in der Zeit der Therapie, aufgrund eines onkologischen Befundes, die Körperwahrnehmung und das Vertrauen in den eigenen Körper vorübergehend erschüttert sind und wahrscheinlich nur eine schwache oder vielleicht zeitweise gar keine Wahrnehmung möglich ist.

Deshalb sind die angegebenen Einnahmeempfehlungen eine Hilfestellung.

Dr. Schüßler's Grundsatz

Je schlechter es einen Menschen geht, umso weniger verschiedene Mineralstoffe kann er für die Verbesserung seiner Situation brauchen.

Je gesünder er ist, umso mehr verschiedene Mineralstoffe kann er zu sich nehmen, aber dafür in geringerer Dosierung.

Für die Chemotherapie bedeutet das; hoch dosieren, mit wenigen Salzen, also gezielt auf den momentanen Zustand. Zur Orientierung empfiehlt sich die Dosierung von 5 - 10 Tabletten pro Tag pro Salz.

Wenn dann die Zeit danach kommt, können mehrere Schüßler Salze niedrig dosiert über einen längeren Zeitraum eingenommen werden. Zur Orientierung empfiehlt sich dann die Dosierung von 3 - 6 Tabletten pro Tag pro Salz.

Bei Kindern ist das Lebensalter die Höchstdosis, pro Salz.

In allen Fällen wechseln die Salze je nach Bedarf.

Jede Chemotherapie wirkt unterschiedlich auf den Körper. Leber und Niere sind als Organe, die für den Abbau und Abtransport von Giftstoffen zuständig sind, in dieser Zeit stark überstrapaziert. Manche Chemotherapien belasten mehr das Herz, andere zerstören die Nerven. Grundsätzlich ist aber der ganze Organismus stark in Mitleidenschaft gezogen. So ist es wichtig, dass immer die momentane Ausganssituation im Vordergrund steht und in der Wahl der Schüßler Salze höchste Priorität hat.

Praktische Anwendung

Schüßler Salze (Tabletten) lässt man/frau langsam im Mund zergehen. Die Mineralstoffe werden über die Mundschleimhaut vom Körper aufgenommen. Nach der Einnahme ist es anzuraten, mindestens eine halbe Stunde nichts zu essen oder zu trinken, nicht zu rauchen oder die Zähne zu putzen, damit die Mundschleimhaut keinen weiteren Reizen ausgesetzt ist und Zeit genug hat, den Mineralstoff aufzunehmen.

Wenn Diabetiker Mineralstoffe einnehmen, muss der Milchzucker berücksichtigt werden: 1BE[3] entspricht ca. 48 Tabletten. Um den Milchzucker zu vermeiden, gibt man erst das Wasser in ein Glas und nachher die Mineralstoffe dazu. Die Mineralstoffe gehen von selbst in das Wasser über und können dann ungehindert eingenommen werden. Es sollte auf keinen Fall mehr umgerührt werden, denn Milchzucker löst sich im Wasser; je wärmer das Wasser, umso mehr Milchzucker löst sich.

Da die Pastillen fast nur aus Milchzucker (Laktose) bestehen, ist bei einer Laktoseintoleranz Vorsicht geboten. Die Pastillen können in Leitungswasser aufgelöst werden, wobei nicht umgerührt wird und damit der Milchzucker am Boden der Tasse übrig bleibt und weggespült werden darf. Diese Lösung wird schluckweise getrunken. Hierbei wird nur eine

---

[3] BE = Broteinheit, Maßeinheit für Diabetiker

relativ geringe Menge von Milchzucker eingenommen.

Um die Einnahme zu erleichtern, ist es empfehlenswert, „Cocktails" zu sich zu nehmen. In der Praxis bedeutet dies, alle gewählten Schüßler Salze in ein Glas mit heißem Wasser geben und dieses dann schluckweise trinken. So wird dem Körper mit einer Einnahme am Tag alles gegeben, was er braucht. Diese Art der Einnahme kommt einer so harten Zeit wie der der Chemotherapie sehr entgegen, wie die Praxis immer wieder gezeigt hat.

Welches Salz ist das Richtige?

Für den Betroffenen ist es oft schwierig, genau die richtigen Schüßler Salze zu finden und zusammenzustellen. Es fehlt der Blick von außen, die Objektivität. Aus diesem Grund sind im Folgenden für die einzelnen Phasen Kombinationen vorgeschlagen. Am Ende der Kombination steht immer + Ergänzungssalz + Charakter. Dies ist eine Möglichkeit, um die Kombination zu optimieren.

Es ist denkbar, dass dem Körper ein bestimmtes Ergänzungssalz fehlt, damit die ausgewählten Salze sich tatsächlich ganz in ihrer Wirkung entfalten können.

In der Praxis hat sich dieser Fall immer mal wieder gezeigt. Es war offensichtlich die richtige Wahl der verschiedenen Salze und dennoch bleibt die erwünschte Veränderung aus. Bei der zusätzlichen Gabe eines Ergänzungssalzes (Schüßler Salze 13 – 27) konnten dann alle Salze ihre volle Wirkung entfalten. Welches Ergänzungssalz evtl. dazu genommen werden kann, finden sie weiter unten bei „Ergänzungssalze".

Das gleiche trifft auf die Berücksichtigung der charakterlichen Strukturen zu. Es wäre wenig sinnvoll, nur den Körper und die momentane Situation zu beachten und den Rest des Menschen außer Acht zu lassen. Gerade in der Zeit der Chemotherapie sind wir von unseren Gefühlen zeitweise überschwemmt; je nach unserer „Natur" geht jeder unterschiedlich mit diesem Ausnahmezustand um. Der eine ist eher der Ängstliche und die Angst wächst in dieser Zeit. Der

andere ist eher introvertiert und zieht sich noch
mehr zurück usw. Deshalb darf die jeweilige
Kombination durch das ganz persönliche Schüßler
Salz, das auf den Charakter des Betroffenen passt,
ergänzt werden. Dies ist, hinsichtlich des
ganzheitlichen Ansatzes, sogar wünschenswert.
Welches Schüßler Salz aufgrund der
charakterlichen Struktur evtl. dazu genommen
werden kann, finden sie weiter unten bei „Sinnvolle
Ergänzung hinsichtlich des Charakters".

Nach der Diagnose

Die Diagnose Krebs ist ein Schock. Mit dieser Diagnose geht oftmals das Vertrauen in das eigene Leben verloren. Mitunter verläuft alles so schnell, dass zum Überlegen keine Zeit bleibt. Dem ein oder anderen beschleicht vielleicht sogar das Gefühl von „es wird mit mir gemacht". Das Gefühl von ausgeliefert sein macht sich ebenso breit wie das Gefühl von Hilflosigkeit. Auf der anderen Seite ist das schnelle Handeln der Ärzte auch ein Segen. Oft kann dadurch das Streuen von Metastasen verhindert oder eingedämmt werden. Wenn Sie die Diagnose Krebs erhalten, dann können folgende Salze unterstützend helfen.

Nr. 2 Calcium phosphoricum
Dient zur Lockerung. Die Angst spannt den ganzen Körper an, klare Gedanken sind kaum möglich. Diese Zerreißprobe lässt unsere Gedanken sprunghaft hin und her wandern. Das Vertrauen in sich selbst ist zerstört.

Nr. 3 Ferrum phosphoricum
Stress frisst Eisen. Emotionaler Stress ist mit nichts zu vergleichen. Keine körperliche Anstrengung bringt so viel Stress hervor wie emotionaler Stress. Die Auseinandersetzung mit der Diagnose Krebs kann durch die Gabe von Ferrum phosphoricum gut ausgeglichen werden.

Nr. 5 Kalium phosphoricum
Zur Stärkung der Nerven und bei
Erschöpfungszuständen ist dieses Salz
unumgänglich. Bei Mutlosigkeit und Verzagtheit
leistet es guten Einsatz, um wieder zur Stärke und
innerlicher Festigkeit zu kommen. Wenn jemand
dazu neigt, alles perfekt machen zu müssen, dann
schafft es die Weichheit zu sich selbst, um mit mehr
Gelassenheit der Forderung an sich selbst
entgegenzutreten.

Nr. 7 Magnesium phosphoricum
Die Diagnose Krebs stellt uns vor einen Berg, der
unüberwindbar scheint. Diese Spannung von „kann
ich das schaffen oder werde ich versagen" äußert
sich im Körper durch hohe Anspannung der
Muskeln. Sollte sich diese Anspannung auch nachts
nicht lösen, dann ist eine „heiße 7"[4] vor dem
Schlafengehen empfehlenswert.

Nr. 8 Natrium chloratum
Bei Schock fällt der Blutdruck ab, was zu frieren und
Schüttelfrost führen kann. Der Flüssigkeitshaushalt
kommt ins stocken und der Organismus wird nicht
ausreichend mit Sauerstoff versorgt. In Verbindung
mit Ferrum phosphoricum wird das Blut wieder mit
ausreichen Sauerstoff angereichert und hilft so
wieder in einen ausgeglichen Kreislauf zu kommen.

---

[4] „heiße 7" = Zehn Tabl. Nr. 7 Magnesium phosphoricum in ein Glas heißes
Wasser geben und schluckweise trinken.

Nr. 12 Calcium sulfuricum
Ein Schock ist mit Erstarrung gleichzusetzen. Da
bei Erstarrung das Gewebe im Körper nicht mehr
durchlässig ist, braucht es Unterstützung, um
wieder in den Fluss zu kommen. Dieses Salz sollte
in keiner Schock-Kombination fehlen.

Wenn die erforderliche Schock-Kombination
zusammengestellt wird, dann sollten die
charakterlichen Eigenschaften des Betroffenen
berücksichtigt werden. Der ganz persönliche Aspekt
ist wichtig, um eine optimale Kombination zu
bekommen, die schnell und effektiv wirkt. Die
charakterlichen Strukturen sind unter „Sinnvolle
Ergänzungen hinsichtlich des Charakters"
ausführlich beschrieben.

**Tipp aus dem Entspannungs- und Modernen
Mentaltraining**
Mit der Diagnose Krebs konfrontiert zu werden, ist
emotionale Höchstbelastung. Die Gefühle haben
eine ungeahnte Bandbreite von Angst bis Wut und
dazu kommt der Zeitdruck, weil Entscheidungen
getroffen müssen. Emotionaler Stress ist mit nichts
zu vergleichen, nichts belastet mehr.
Der Gedanke stark zu sein und alles alleine
bewältigen zu müssen darf guten Gewissens
einfach abgelegt werden. Ziehen sie einen
Psychoonkologen zu Rate und lassen sie sich
helfen. Diese Art der Hilfe ist mehr als wertvoll,
auch hinsichtlich dessen, dass die ganze Therapie
ja noch vor ihnen liegt. Es gestaltet sich oft

schwierig einen geeigneten Psychoonkologen zu finden und einen Termin zu bekommen. So kann folgende Übung vielleicht eine „Erste Hilfe" sein. Die Herzatmung unterstützt und leistet gute Dienste, um wieder einigermaßen klar zu denken und dem Schock entgegen zu wirken. Wenn ihnen diese Übung nicht alleine gelingen mag, dann wenden sie sich an einen guten Freund, der ihnen durch Anleitung hilft, sich besser darauf zu konzentrieren. Mit ruhigen und wiederholenden Worten angeleitet zu werden unterstützt, Gefühle leichter zuzulassen, anzunehmen und loszulassen.

Herzatmung
Atmen sie als erstes tief aus. Stellen sie sich vor, wie sie durch ihr Herz ein- und ausatmen. Lassen sie Anstrengung los und atmen sie zu Beginn erst mal ganz nach ihrem Rhythmus und so wie es ihnen im Moment eben möglich ist. Wichtig ist, bei dem Gedanken zu bleiben, dass ihr Atem durch ihr Herz fließt. Wenn sie dann etwas ruhiger werden, wird der Atem von ganz allein tiefer und entspannter, während ihr Fokus immer noch darauf liegt, wie ihr Atmen durch ihr Herz fließt. Erinnern sie sich nun bei dieser Atmung an ein positives Gefühl. Geben sie diesem Gefühl mit jedem Aus- und Einatmen mehr und mehr Raum. Lassen sie dieses Gefühl durch ihr Herz ziehen, während sie ruhig und gleichmäßig durch ihr Herz atmen.
Vorerst wäre das ausreichend.
Wenn sie wollen und können, gibt es eine Steigerung dieser Herzatmung, indem sie sich

vorstellen, ein Licht würde mit jedem Einatmen ihr
Herz durchfluten und mit jedem Ausatmen nimmt
dieses Licht alles mit, was sie belastet und ihnen
das Herz schwer macht.
Wer sich noch nicht mit solchen Methoden
auseinander gesetzt hat, dem klingt dies evtl. etwas
fremd und es mag den Anschein haben, dass es
nicht recht gelingen mag. Doch mit etwas Übung
wird es immer leichter und heller. Üben sie diese
Atmung, wenn es ihnen gerade mal etwas besser
geht. Umso leichter ist sie umzusetzen, wenn sie
wieder ein Schub von Angst überwältigt.

*Leben heißt
ausprobieren, üben,
Fehler machen, fallen, aufstehen,
weitergehen
und sich für all das lieben.*

Die Operation
Operationen sind immer eine Belastung für den
gesamten Organismus. Zu der Diagnose kommt
jetzt auch noch der körperliche Stress, den
Narkosemittel, Wundheilung und Schmerzmittel
auslösen können. Daher ist es anzuraten, sich
schon vorher gut zu unterstützen, um die Belastung
so gering als möglich zu halten.

Vor der Operation
Nr. 2 Calcium phosphoricum
Sorgt für eine stabile Herztätigkeit. Zudem wird
dieses Salz bei Blutarmut eingesetzt und hat eine
zentrale Bedeutung bei der Blutgerinnung. Dies sind
alles Aspekte, die bei einer Operation eine große
Rolle spielen und schon im Vorfeld mit Calcium
phosphoricum unterstützt werden.

Nr. 3 Ferrum phosphoricum
Dieses Salz unterstützt die Sauerstoffzufuhr und ist
unübertroffen das Mittel des Stoffwechsels. Es
hemmt Entzündungen und stärkt das Immunsystem.
Durch die Operationswunden entstehende
Schmerzen können ausgeglichen werden.

Nr. 4 Kalium chloratum
Beruhigungs-, Narkose-, und Schmerzmittel sind
auf chemischer Basis aufgebaut und belasten den
Körper. Ihre Notwendigkeit während einer Operation
steht außer Frage, jedoch kann der Körper gut
vorbereitet werden, um diese Gifte so rasch als

möglich zu binden, damit sich nichts im Körper festsetzen kann.

Nr. 5 Kalium phosphoricum
Zum Wiederaufbau neuer Zellen wird Kalium benötigt. Kalium phosphoricum gilt als Antiseptikum der Biochemie.

Nr. 7 Magnesium phosphoricum
Bei Angst und Anspannung wirkt dieses Salz entspannend und lösend. Besonders rasch bringt hier die „heiße 7" Erleichterung. Für das Herz ist Magnesium von zentraler Bedeutung. Es kann stärkend zur Unterstützung aufgrund der Belastung einer Operation eingenommen werden.

Nr. 8 Natrium chloratum
Zur Regulierung des Flüssigkeitshaushalts. Der Körper wird auf eine wirkungsvolle Bindung der Gifte vorbereitet. Es unterstützt die Temperatursteuerung im Körper.

Nr. 11 Silicea
Silicea ist ein träges Salz und wirkt nur optimal, wenn es über einen langen Zeitraum eingenommen wird. So ist die Einnahme vor der Operation anzuraten, um die Leitfähigkeit der Nerven zu steigern und einer Übersäuerung entgegenzuwirken.

Nach der Operation

Nr. 1 Calcium fluoratum
Calcium fluoratum ist für die Hüllen, wie zum
Beispiel für die Hautoberschicht, im Körper
zuständig. Es sorgt für Elastizität und macht Narben
weich und geschmeidig.

Nr. 2 Calcium phosphoricum
Zur Unterstützung einer raschen Genesung und der
Bildung von roten Blutkörperchen. Es lockert die
Anspannung im Körper, die evtl. durch die
Operation entstanden ist.

Nr. 3 Ferrum phosphoricum
Dieses Salz bindet den Sauerstoff, damit er bis zu
den Zellen reichen kann. Es kurbelt den
Stoffwechsel an, was zur Verarbeitung der
Narkosemittel dient. Es regt somit die Wundheilung
förderlich an.

Nr. 4 Kalium chloratum
Chemische Gifte werden gebunden. Die
Fließfähigkeit des Blutes wird reguliert; damit sinkt
die Thrombosebildung. Die Wundheilung wird
gefördert.

Nr. 5 Kalium phosphoricum
Regenerationsmittel nach Operationen. Wenn
Müdigkeit auftritt, weil der Körper noch zu sehr mit
Abfall-, und Giftstoffen belastet ist, wirkt dieses Salz
teilweise unterstützend beim Entgiften. Organe
werden gestärkt und sind wieder leistungsfähiger.

Nr. 7 Magnesium phosphoricum
Wie schon erwähnt, wirkt dieses Salz entspannend
und lösend, was sich positiv auf Schmerzen nach
der Operation auswirkt.

Nr. 8 Natrium chloratum
In allen Körperteilen, die nicht durchblutet werden,
wie Augen, Bandscheiben, Bänder, Knorpel und
Sehnen, wird durch dieses Salz der Stoffwechsel
unterstützt. Der Wasserhaushalt im Körper wird
geregelt, was wiederum für den Stoffwechsel
notwendig ist.

Nr. 11 Silicea
Hilft beim Säureabbau. Durch die Operation
entstandene Überbelastung des Blutes hilft Silicea,
um diese zu binden. Besonders gut bei
Blutergüssen einzusetzen.

Auch hier ist es wichtig die charakterlichen Aspekte
mit einzubeziehen. Zu einer optimal Kombination
gehört das entsprechende Charakter-Salz. Diese
sind unter „Sinnvolle Ergänzungen hinsichtlich des
Charakters" beschrieben.

**Tipp aus dem Entspannungs- und Modernen
Mentaltraining**
Unser Körper ist unseren Gedanken vollkommen
ausgeliefert. Er kann nicht unterscheiden, was real
ist und was ein Gedanke ist. Der Beweis dieser
These ist im Vorwort anhand der Schilderung wie
unser Körper auf den Gedanken an unser

Lieblingsessen oder das herzhafte Beißen in eine Zitrone reagiert, deutlich geworden.

Das bedeutet, wenn sie mit einem entspannten Bild in Bezug auf die Operation in diese hineingehen, reagiert ihr Körper entspannt. Angstvolle Gedanken zu der Operation und was noch alles kommt, spannt den Körper an. Muskelpartien verhärten und verkrampfen sich, das Immunsystem arbeitet langsamer, der Heilungsprozess wird verzögert.

Wir können immer nur ein Gefühl fühlen bzw. einen Gedanken denken. Wenn sie an eine traurige Situation denken und dieses Gefühl wahrnehmen, dann ist es zeitgleich nicht möglich, auch an etwas Freudiges zu denken oder dies zu fühlen und umgekehrt. Probieren sie das ruhig einmal aus. Holen sie ein Gefühl der Trauer in ihr Bewusstsein und anschließend ein Gefühl der Freude und wenn sie beides gefühlt haben, versuchen sie beides gleichzeitig zu fühlen – das geht nicht!

Gedankenstopp

Wenn diese angstvollen Gedanken kommen, dann hat es wenig Wert, sie zu verdrängen. Sie liegen dann im Unterbewusstsein und beeinflussen uns doch, unbewusst natürlich. Geben sie diesen Gedanken Raum, erlauben sie sich Angst zu haben, Bedenken, Sorgen, verzweifelt zu sein; all das, was jetzt eben in ihnen ist. Erlauben sie sich, dies für eine bestimmte Zeit, z. B. 3-5 Minuten. Stellen sie sich einen Kurzzeitwecker und geben sie sich in dieser Zeit ganz und gar diesen Gedanken hin. Wenn der Wecker klingelt, rufen sie laut: „ STOPP".

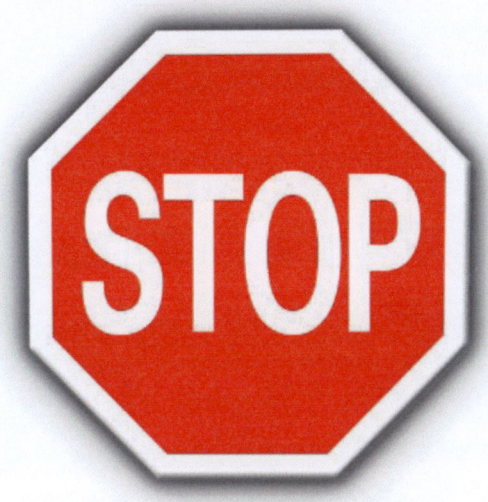

Signalisieren sie so, dass diese Gedanken nun enden. Wenn es ihnen hilft, dann suchen sie sich ein Bild mit einem großen Stoppschild, das diese Unterbrechung noch verstärkt. Lenken sie ihre Gedanken nun ganz bewusst auf ein gutes Gefühl, auf Freude, Gelassenheit, Sicherheit usw. Am besten, sie holen sich schon zu Beginn der Übung einige dieser guten Gefühle aus ihrer Erinnerung, damit es ihnen leichter fällt, in den neuen Gedankenkreislauf zu kommen.

Probieren sie das immer und immer wieder. Jedes Mal wenn sie merken, dass sie ein ungutes Gefühl haben, nehmen sie dieses bewusst wahr, rufen Stopp und lenken ihre Aufmerksamkeit auf ein gutes Gefühl.

*Erlaube dir ruhig einmal
deine Schultern hängen zu lassen,
damit die Lasten darauf
abrutschen können.*

Während der Chemotherapie
In dieser Zeit ist der Körper extremer Belastung
ausgesetzt und bringt Hochleistung. Hierfür gibt er
alles was er hat, im wahrsten Sinne des Wortes.
Jede Zelle arbeitet auf Hochtouren und setzt alle
Betriebsstoffe in Bewegung, die sie hat - bis zur Erschöpfung, also bis die Zelle er-schöpft, leer ist. Mit
Schüßler Salzen kann in dieser Zeit der gesamte
Organismus hilfreich unterstützt werden. Die
Chemotherapie ist eine Zeit, in der viele
Medikamente zusätzlich eingenommen werden. Es
kann Unmut entstehen, der sich dagegen breit
macht, jetzt auch noch zusätzlich Schüßler Salze
einzunehmen. Es ist hilfreich, Schüßler Salze als
eine Art Entlastung für den Körper, eine
Hilfestellung, eine Stütze, die in dieser harten Zeit
etwas trägt, zu sehen und anzunehmen. Im Alltag
hat sich hier die „Cocktail-Methode" zur Einnahme
besonders bewährt, da mit einer Einnahme am Tag
alles abgedeckt ist.

Nr. 4 Kalium chloratum
Mit diesem Salz werden chemische Gifte abgebaut.
Er ist der Drüsenbetriebsstoff und unterstützt beim
Abbau der Körperabfallstoffe, was den Organismus
entlastet.

Nr. 5 Kalium phosphoricum
Bei angegriffenen Nerven und bei Übelkeit
einzusetzen. Bei körperlichen oder seelischen
Erschöpfungszuständen ist dieses Salz
prädestiniert. In der Chemotherapie kommt der

Betroffene oft körperlich und seelisch an seine Grenzen. Das verbraucht hohe Mengen an Kalium, was mit der Gabe von Kalium phosphoricum ausgeglichen werden kann.

Nr. 6 Kalium sulfuricum

Während der Chemotherapie ist die Gesichtshaut oft mit einer gelblich-bräunlichen Farbe verbunden. In der Antlitzanalyse ist dies der Hinweis auf einen Mangel an Kalium sulfuricum. In der Chemotherapie ist es die Überbelastung der Leber, die dieses Aussehen verursacht. Kalium sulfuricum löst Schlackenstoffe, leider kann dieses Salz die Schlacken nur lösen. Wird zusätzlich die Nr. 10 Natrium sulfuricum eingesetzt, können die gelösten Schlacken abtransportiert werden. So ist es WICHTIG, diese beiden Salze immer zusammen einzunehmen.

Nr. 8 Natrium chloratum

Wie schon oben beschrieben, wird in allen Körperteilen, die nicht durchblutet werden, wie Augen, Bandscheiben, Bänder, Knorpel und Sehnen, durch dieses Salz der Stoffwechsel unterstützt. Da der gesamte Organismus stark beeinträchtigt ist, kann die Aktivierung des Stoffwechsels in diesen Bereichen gute Dienste leisten. Natrium chloratum wirkt vor allem auf die Nieren und unterstützt die Ausscheidung. Die angegriffenen Venen, sofern kein Port eingesetzt wurde, können gut in Verbindung mit der Nr. 3 Ferrum phosphoricum regeneriert werden. Dies gilt

vor allem auch für die Äußere Anwendung mit
Wickeln oder Salbenumschlägen.

Nr. 9 Natrium phosphoricum
Ein Fußbad mit diesem Salz unterstützt die Nieren;
Füße gelten als unsere Hilfsniere.
Auch durch ein Fußbad mit Natron kann die Aktivität
der Niere gute Dienste leisten. Nicht erschrecken,
wenn das Wasser anschließend gelblich ist.

Nr. 10 Natrium sulfuricum
Die Schlackenstoffe, die mit der Nr. 6 gelöst
wurden, können mit der Nr.10 abtransportiert
werden. Nur in der Kombination findet eine optimale
Entgiftung statt. Dieses Salz ist ein wichtiger,
unterstützender Betriebsstoff für Leber und Galle.

Nr. 11 Silicea
Unterstützt die Nervenleitfähigkeit. Silicea wird auch
für die Haut eingesetzt. Es stärkt das Bindegewebe,
weil dieses Salz die übermäßige Säure im Körper
abbaut. Auch hier ist eine Kombination anzuraten,
da die gelöste Säure abtransportiert werden muss
und das durch die Nr. 9 Natrium phosphoricum
vorgenommen wird. Also auch hier WICHTIG, beide
Salze einnehmen.

Zur Ergänzung für eine optimale Kombination wird
das entsprechende Charakter-Salz dazugegeben.
Diese sind unter „Sinnvolle Ergänzungen
hinsichtlich des Charakters" beschrieben.

Tipp aus dem Entspannungs- und Modernen Mentaltraining
Jeder verträgt und verarbeitet die Chemotherapie anders. Manche sind einige Tage lang geschwächt und nichts geht mehr. Andere kommen gut zurecht, wenn auch alles etwas länger dauert und die Kraft schneller nachlässt als sonst. Und wieder andere können fast ganz normal ihrem gewohnten Tagesablauf folgen. Ganz gleich, wie sie sich fühlen, ich wünsche ihnen sehr, dass sie sich täglich die Zeit nehmen, um meditativ an sich zu arbeiten, um so den Heilungsprozess zu beschleunigen. Es ist erwiesen, dass Heilmeditationen die Selbstheilungskräfte aktivieren und sie so die Bemühungen ihrer Ärzte unterstützen, für einen schnellen, guten und erfolgreichen Therapieverlauf.
Für die folgende Meditation brauchen sie etwas Zeit und wenn sie diese Zeit nicht täglich aufbringen können, dann wünsche ich ihnen, dass sie sich wenigstens Teile davon immer wieder in ruhigen Momenten bewusst machen und wirken lassen.

Heilmeditation
Bereiten sie sich auf die Meditation vor. Schaffen sie einen guten Übergang. Es tut gut, raus aus den belastenden Gedanken einen Schritt zu machen, hin zu einem neuen, heilsamen Moment. Es tut auch gut, sich innerhalb der Familie oder Partnerschaft abzugrenzen und sich Zeit für sich selbst zu nehmen. Das tut ihnen und auch ihrer

Familie gut, wenn sie spürt, dass sie Pause hat und sie gut für sich selbst sorgen.

Stellen sie sich vor, wie sie alles abschütteln, was belastend ist, so als würden sie Wasser von ihren Händen schütteln. Spritzen sie gedanklich alles weg, was sie nicht haben wollen. Selbstverständlich können sie das auch körperlich tun, sofern sie sich dazu in der Lage fühlen. Lassen sie sich Zeit mit dem Abschütteln und spüren sie immer wieder nach, ob es da nicht doch noch etwas gäbe, was sie loslassen möchten.

Legen sie sich bequem hin und richten sie ihren Blick innerlich in die Weite. Schenken sie der Möglichkeit Raum, dass es für alles einen Weg gibt und dass wir alle universelle Hilfe haben, die wir brauchen, um diesen Weg zu sehen, zu finden und zu gehen. Diese Möglichkeit der inneren Weite entlastet unvorstellbar. Dies bedeutet, dass wir nicht alles alleine machen müssen, sondern dass es eine Kraft gibt, die für uns da ist, die zu uns steht, die für uns arbeitet, wenn wir selbst nicht mehr dazu in der Lage sind.

Lenken sie ihre Aufmerksamkeit auf ihren Atem. Lassen sie ihn kommen und gehen, so wie er kommen und gehen möchte, ganz frei und leicht fließend. Mit jedem Ausatmen sinken sie etwas tiefer in ihre Unterlage und das gibt ihnen ein Gefühl von getragen, gehalten, geborgen sein, ein Gefühl von aufgefangen werden. Lassen sie sich viel Zeit, diesem Gefühl nachzuspüren und wenn Gedanken kommen, lassen sie diese weiterziehen und mit dem nächsten Ausatmen machen sie sich wieder bewusst, wie sie sicher aufgefangen werden.

Diesem Loslassen folgt Entspannung, die sie warm spüren und die sich durch ihren gesamten Körper zieht. Das tut ihrem Körper gut. In diesem entspannten Zustand kann ihr Immunsystem viel leichter und kraftvoller arbeiten.

Lassen sie sich auch hierfür Zeit nachzuspüren, wie warme Entspannung sich ausdehnt. Wenn sich das alles nicht so leicht einstellt, wie hier beschrieben, dann greifen sie einfach zu einer Wärmflasche und unterstützen sich von außen.

Wenden sie sich nun ihrem Herzzentrum zu und stellen sie sich vor, es wäre eine Blüte, die sich in der warmen Morgensonne öffnet.

Lenken sie ihre ganze Aufmerksamkeit auf ihr Herzzentrum, dem Zentrum ihrer Liebe und die Quelle ihrer Heilenergie. Gedanklich sehen sie in der Mitte dieser Quelle einen kleinen Energieball; spüren sie dieser Energie nach. Auch wenn sie anfänglich noch schwach erscheint, so ist nur die Vorstellung noch nicht klar genug; die Kraft ist bereits da. Spüren sie in sich hinein, wie dieser Energieball sich anfühlt und welche Farbe er hat.

Ganz ohne ihr zutun wächst dieser Energieball mit jedem Atemzug. Er wird größer, kräftiger, klarer und spürbarer. Spüren sie diesem Wachsen nach.

Dieser Energieball wächst immer weiter, solange, bis er ihren gesamten Körper ausfüllt und einhüllt. Geben sie sich die Zeit, die sie brauchen, um dieser kraftvollen Quelle nachzuspüren und sie im Körper wahrzunehmen.

Stellen sie sich vor, dass kraftvolle Lebensenergie
nun in diese Quelle hineintropft; unaufhörlich breitet
sie sich aus, wie Ringe auf einem See, wenn ein
Wassertropfen die Oberfläche berührt.
Diese kraftvolle Heilenergie durchflutet jede
einzelne Zelle ihres Körpers, reinigt und belebt sie.
Kranke Zellen lösen sich auf in diesem Strom
kraftvoller Heilenergie und gesunde Zellen werden
stark und vermehren sich. Schenken sie diesem
Prozess besonders ihre Aufmerksamkeit und Zeit,
sich zu entfalten, so lange bis sich ein gutes und
angenehmes Gefühl in ihnen ausbreitet.
Um wieder in den Alltag einzutauchen, atmen sie
ein paar mal tief ein und aus, recken sich und
strecken sich und öffnen dann ihre Augen.
Visualisieren sie auch noch einmal in diesem
bewussten, wachen Zustand, wie sie mit dieser
kraftvollen Heilenergie aufgefüllt und eingehüllt sind,
bevor sie sich wieder dem alltäglichem zuwenden.

Wenn dich etwas beugt,
dann richte deine Haltung auf
und gehe so
durch diese Situation.

Die Bestrahlung
Bei der Bestrahlung wird zwischen Früh- und
Spätreaktionen unterschieden. Frühfolgen bilden
sich vollständig zurück, Spätfolgen hingegen
können lebenslang beeinträchtigen.
Zu den Frühfolgen gehören unter anderem auch
Hautrötungen im Bestrahlungsfeld und
Schleimhautentzündungen im Mund-Rachen-
Bereich oder der Speiseröhre, wenn die Kopf-Hals-
Region bestrahlt wird. Völlegefühl, Übelkeit oder
Durchfälle sowie Blasenbeschwerden können bei
Bestrahlungen im Bauchbereich auftreten.
Wenn auch gerne Salben und
Cremegelmischungen in diesem Zusammenhang
genannt werden, so ist es anzuraten, die Haut mit
nichts weiterem zu „reizen" und auf diverse
Produkte zu verzichten. Sind die Hautschäden
fortgeschritten, dann ist eine Anwendung vorher mit
dem Facharzt zu klären.
Akut können folgende Salze, innerlich
eingenommen unterstützen, um diese Zeit leichter
zu überstehen.

Während der Bestrahlung
Nr. 2 Calcium phosphoricum
Calcium phosphoricum hat eine zentrale Bedeutung
für die Struktur des Bindegewebes.

Nr. 3 Ferrum phosphoricum
Bei Entzündungen, Hautrötungen und für das
geschwächte Immunsystem während der
Bestrahlung.

Nr. 8 Natrium chloratum
Dieses Salz, das für den Wasserhaushalt zuständig ist, sowie auch bei Sonnenbrand und Verbrennungen eingesetzt wird, ist in der Zeit der Bestrahlung eine wertvolle Hilfe. Durch die Bestrahlung ist der Körper einer Temperaturschwankung ausgesetzt, es geht Energie verloren. Durch Natrium chloratum kann dies ausgeglichen werden.

Nach der Bestrahlung
Wenn die Bestrahlung abgeschlossen ist, kann die Haut in der Regeneration gut mit Salben und Cremes unterstützt werden. Während dieser Zeit ist es anzuraten, die oben genannten Schüßler Salze weiterhin auch innerlich einzunehmen.
Folgende Creme-Kombination wirkt unterstützend bei der Heilung der geschädigten Hautpartien:
(Cremen und Salben sind einzeln in Apotheken zu erhalten, mischen sie, zu gleichen Teilen, die gewünschten Mineralstoffcremen/-salben zusammen)
Nr. 2 Calcium phosphoricum
Nr. 3 Ferrum phosphoricum
Nr. 8 Natrium chloratum
Nr. 11 Silicea.

Auch hier ist es wieder empfehlenswert, die Kombinationen zu ergänzen, um einen optimale Wirkung zu gewährleisten, siehe unter „Sinnvolle Ergänzungen hinsichtlich des Charakters".

Tipp aus dem Entspannungs- und Modernen Mentaltraining

Zielvision

Selbstverständlich können sie die oben genannte Heilmeditation (Seite 42) zu jeder Zeit und in jedem Abschnitt der Therapie durchführen. Jedoch will ich auch zu diesem Abschnitt einen neuen Impuls geben, um die Zeit der Bestrahlung zu erleichtern. Die Bestrahlung dauert immer nur einige wenige Minuten. Deshalb eignet sie sich ganz hervorragend für eine kurze, prägnante Übung, das Festsetzen einer Zielvision. Ziele sind in dieser Zeit sehr wichtig – etwas, auf das sie sich nach der Therapie freuen können, etwas, worauf es sich lohnt hinzuarbeiten. Legen sie selbst fest, was sie nach Abschluss der Therapie untenehmen wollen. Oder wenn ihnen das zu lange dauert oder das Endziel unvorstellbar scheint, dann setzen sie selbst fest, wann sie was als Teilziel erreichen möchten.

Legen sie Daumen, Zeigefinger und Mittelfinger aneinander. Diese drei Finger symbolisieren Wunsch, Erwartung und Überzeugung.

Konzentrieren sie sich auf ihren Wunsch. Wichtig ist eine klare Formulierung oder ein klares Bild. Lassen sie nun ein Gefühl in ihnen entstehen, als wenn sie ihr Ziel schon erreicht hätten. Legen sie die drei Finger aneinander, denken sie an ihr Ziel, fühlen sie das dazugehörige Gefühl und drücken sie die drei Finger zusammen. Wiederholen sie dies dreimal. Wenn sie damit fertig sind, ist auch die Bestrahlung vorbei und sie ihrem Ziel einen Schritt näher.

*Manchmal scheint der
Weg schwer oder weit.
Wir sehen nicht hinter die Biegung.
Nicht zu wissen was kommt
macht uns Angst.
Doch bedenke,
nicht das Wissen
nimmt uns die Angst,
sondern Vertrauen.*

Während der Antihormontherapie (AHT)
Der Entzug der Östrogene durch die AHT kann
dazu führen, dass sie mit typischen Erscheinungen
von Wechseljahrsbeschwerden konfrontiert werden:
Ausbleiben der Regel, Hitzewallungen, Schwitzen,
trockene Schleimhäute und ein damit
einhergehender „schlechter" Geschmack im Mund,
vereinzelt auch Schlafstörungen, depressive
Verstimmungen und Gewichtszunahme. Auch die
Sexualität kann eingeschränkt sein.
Bei der Behandlung mit Tamoxifen kann es zu
Blutgerinnungsstörungen kommen.
Aromatasehemmer können Muskel- und
Gelenkbeschwerden auslösen und den
Fettstoffwechsel beeinträchtigen, was zu einer
Gewichtszunahme führen kann. Außerdem fördern
sie durch den Östrogenentzug den Abbau von
Knochensubstanz.
Die Nebenwirkungsliste während einer
Antihormontherapie kann endlos erscheinen. Ganz
sicher heben Schüßler Salze diese, nach längerer
Einnahme oftmals massiven Nebenwirkungen, nicht
auf. Es besteht aber durchaus die Möglichkeit, sich
Erleichterung zu schaffen. Wenn der Körper ständig
mit Mineralstoffen unterstützt wird, welcher während
der AHT ständig ausgezehrt wird, kann er leichter
einen Ausgleich schaffen.

Nr. 2 Calcium phosphoricum
Für den Aufbau des Knocheninneren ist Calcium
phosphoricum zuständig. Es steht für die Fülle. Es
wird ganz gezielt bei Osteoporose sowie auch bei

Knochenbrüchen eingesetzt und wirkt dem Abbau durch den Östrogenentzug entgegen. Muskuläre Schmerzen und Krämpfe können auch durch einen Mangel an Calcium phosphoricum hervorgerufen werden. Wenn sich der Muskeltonus durch eine Verspannung der Skelettmuskulatur verändert, ist Calcium phosphoricum zu empfehlen.

Nr. 7 Magnesium phosphoricum
Bei Knochen- und Gelenksschmerzen wirkt die „heiße 7". Bei Entzündung in der Kombination mit Nr. 3 Ferrum phosphoricum. Außerdem ist eine „heiße 7" vor dem Schlafengehen ein wunderbares „Schlafmittel" oftmals auch in Verbindung mit Nr. 5 Kalium phosphoricum

Nr. 8 Natrium chloratum
Bei Hitzewallungen und Schweißausbrüchen: Der Wasserhaushalt kommt durch die AHT aus dem Gleichgewicht. Schwellungen in den Gelenken können Wassereinlagerungen sein. Die Zelle wird unterstützt und kann leichter wieder ihre Aufgabe übernehmen und den Wasserhaushalt im gesamten Körper regulieren. Zusätzlich ist Natrium chloratum bei trockenen Schleimhäuten ausgleichend einzusetzen.

Nr. 9 Natrium phosphoricum
Der Stoffwechsel wird beeinflusst, es findet eine Entsäuerung statt. Natrium phosphoricum ist der Fettverbrenner und kurbelt den Fettstoffwechsel an.

Nr. 10 Natrium sulfuricum
Durch das Ausbleiben der Menstruation muss der
Körper seine Entgiftungsvorgänge umstellen. Die
Schlacken können nicht mehr mit dem Blut
ausgeschieden werden. Natrium sulfuricum ist das
Mittel der Entschlackung.

Nr. 15 Kalium jodatum
Bei depressiven Stimmungsschwankungen: Wenn
sie unter Depressionen leiden, dann begeben sie
sich bitte unbedingt in Fachärztliche Begleitung.

Nr. 21 Zincum chloratum
Bei Nervosität, schlechtem Einschlafen und Unruhe
unterstützt Zincum chloratum sie hilfreich.

Zur Regulierung siehe unter „Bewährte
Kombinationen" – Hormonhaushalt regulierend.

Eine Antihormontherapie dauert mehrere Jahre und
kann daher extrem belastend sein. Hier ist die
Kombination hinsichtlich der charakterlichen
Strukturen besonders anzuraten. Mehr hierzu unter
„Sinnvolle Ergänzungen hinsichtlich des
Charakters".

**Tipp aus dem Entspannungs- und Modernen
Mentaltraining**

Das innere Lächeln
Mit der folgenden Übung fällt ihnen vielleicht der
Umgang mit den Nebenwirkungen der

Antihormontherapie etwas leichter. „Das innere Lächeln" ist eine altbekannte, bewährte und beliebte Übung.

Machen sie es sich bequem und atmen sie ein paar mal tief ein und aus. Lächeln sie! Lenken sie ihre Aufmerksamkeit in ihre Augen und lächeln sie in sie hinein. Sollte ihnen diese Vorstellung Schwierigkeiten bereiten, dann besorgen sie sich einen Smiley und betrachten sie diesen, bevor sie in die Übung gehen. Zusätzlich kann dieser Smiley irgendwo zentral angebracht werden, um sie auch im Alltag an ihr inneres Lächeln zu erinnern. Die Aufmerksamkeit liegt also bei ihren Augen und sie lächeln in sie hinein.

Lassen sie nun ihr Lächeln in ihr Gesicht strömen und in den Kopf wandern.

Lenken sie nun ihr Lächeln in den Hals, die Kehle, die Schilddrüse, die Schultern …

Und weiter wandert ihr Lächeln klar und hell in den Brustkorb, die Thymusdrüse, die Lungen, das Herz, die Leber, den Magen …

Dann lächeln sie in die Nieren, die Bauchspeicheldrüse, die Milz und in ihren Darm hinein …

Lenken sie ihr Lächeln in ihr Becken und ihre Sexualorgane im Unterleib…

Jetzt wandert ihr spritziges Lächeln in ihre Beine und Füße …

Schenke sie ihrem gesamten Körper ein liebevolles Lächeln …

Lächeln sie durch alle Poren hindurch …

Und lassen sie ihr Lächeln aus ihrem Inneren
herausstrahlen…
Um die Übung zu beenden atmen sie ein paar Mal
tief ein und aus und öffnen dann ihre Augen.
Mit etwas Übung lächeln sie sicherlich über die
nächste Hitzewallung und nehmen die freigesetzte
Energie bewusst wahr, um sie dort hinzulenken, wo
sie sie gut gebrauchen können, wie z.B. kalte Füße
wärmen.

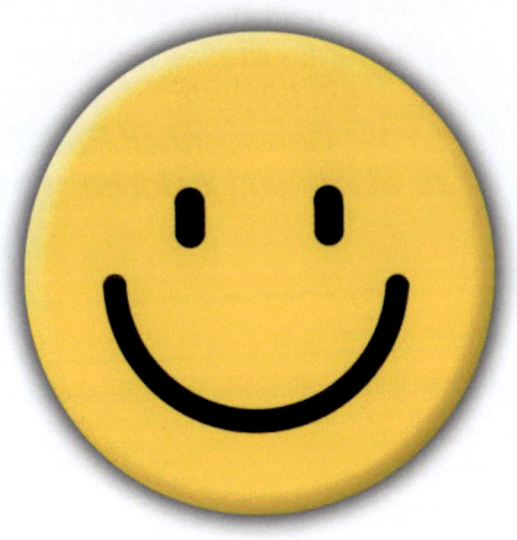

Wenn etwas blockiert ist,
dann schenke dieser Situation
ein Lächeln,
und so der Gelassenheit Raum,
zu wirken und zu lösen.

Die Gabe von Bisphosphonaten
Bei der Gabe von Bisphosphonaten wird erhofft,
dass durch dieses Medikament, das ursprünglich für
Osteoporose eingesetzt wurde, die
Wahrscheinlichkeit einer Metastasenbildung im
Knochen so gering als möglich gehalten wird.
Schüßler Salze können zur Steigerung der
Knochendichte unterstützend eingesetzt werden,
auch wenn kein Mangel vorliegt, ist folgende
Kombination für onkologische Patienten
empfehlenswert. Ein gesunder Knochen kann evtl.
Metastasen schwerer Zutritt gewähren als
geschwächtes Gewebe.
Wenn zu dem onkologischen Befund Osteoporose
vorliegt, ist eine längere oder wiederholende Kur
sowie fachärztliche Begleitung anzuraten.

Nr. 2 Calcium phosphoricum
Für den Aufbau des Knocheninneren ist Calcium
phosphoricum zuständig. Es steht für die Fülle. Es
wird ganz gezielt bei Osteoporose sowie auch bei
Knochenbrüchen eingesetzt.

Nach Dr. Schüßler sind außer der Nr. 2 auch noch
folgende Mineralstoffe beim Aufbau der Knochen
beteiligt: Nr. 1 Calcium fluoratum, Nr. 5 Kalium
phosphoricum, Nr. 7 Magnesium phosphoricum,
Nr. 8 Natrium chloratum.

Nr. 3 Ferrum phosphoricum
Anstrengung frisst Eisen im Körper und dieser
Mangel kann über die Nahrung leichter wieder

aufgefüllt werden, wenn der Körper mit Ferrum phosphoricum unterstützt wird.

Nr. 7 Magnesium phosphoricum
Zur Endkrampfung der Muskulatur. Auch bei Gelenkschmerzen.

Nr. 8 Natrium chloratum
Nachdem oftmals als Nebenwirkung Grippesymptome auftreten, ist dieses Salz hilfreich, um im „Fließen" zu bleiben. Die Nr. 8 reguliert den Wasserhaushalt und unterstützt die Ausleitung.

Nr. 10 Natrium sulfuricum
Zum Ausscheiden von Ermüdungsgiften.

Auch hier, so wie bei allen anderen Kombinationen, ist es empfehlenswert die charakterlichen Strukturen zu berücksichtigen. Mehr hierzu unter „Sinnvolle Ergänzungen hinsichtlich des Charakters".

Tipp aus dem Entspannungs- und Modernen Mentaltraining

Energiepotenzierung
Die Gabe eines Bisphosphonat dauert eine Weile und diese Zeit lässt sich gut nutzen, um sich mit einer Atemübung zu unterstützen.
Selbstverständlich können sie die folgende Übung einsetzten, wann immer sie möchten. Ihr Körper wird dankbar darauf reagieren.

Wann immer sie diese Übung durchführen,
begeben sie sich als erstes in die Entspannung.
Liegen oder sitzen sie bequem und atmen sie als
erstes tief aus, dann lassen sie ihren Atem so
kommen und gehen wie er von ganz alleine und
ohne jegliche Anstrengung kommen und gehen
möchte.
Konzentrieren sie sich dann beim Einatmen darauf,
dass durch ihre Fußsohlen Energie aufgenommen
wird, die im Körper aufsteigt und sich ausdehnt.
Beim Ausatmen liegt dann die Konzentration darauf,
dass verbrauchte Energie über die Arme in die
Hände fließt und über die Fingerspitzen abfließt. Es
entsteht ein Kreislauf, in dem sie frische Kraft
aufnehmen und verbrauchte Energie loslassen.
Wenn ihnen dieser Fluss leicht fällt, können sie das
ganze noch durch einen Gedanken erweitern und
steigern, indem sie sich vorstellen, dass beim
Ausatmen nicht nur verbrauchte Energie ausströmt,
sondern auch alles, was sie nicht mehr haben
wollen. Es ist empfehlenswert, dies mit einem
liebevollen Gedanken zu tun, also loslassen in
Liebe!

Du bist WUNDERbar!
Lass die unermessliche Lichtkraft
durch dich hindurch strahlen
und über alle Grenzen.

Antikörpertherapie

Die Antikörpertherapie wird bei einer Krebserkrankung eingesetzt um das Fortschreiten der Erkrankung zu bremsen. Bei einer Krebsbehandlung werden Antikörpertherapien angewendet, die im Gegensatz zur Chemotherapie, gesunde Zellen schonen und zielgerichtet helfen Tumorzellen zu identifizieren und das Immunsystem so zu stärken, dass es diese angreift. Krebszellen sind "intelligent", oftmals kann das Immunsystem sie nicht als körperfremde Eindringlinge erkennen und vernichten.

Bei manchen Antikörpertherapien bekommt das Immunsystem die Information die Tumorzelle zu vernichten, bei anderen wird das andocken von Krebszellen blockiert oder es wird eine Selbstvernichtung ausgelöst.

Allerdings ist es anscheinend noch nicht möglich ganz ohne Chemotherapie auszukommen. Die Antikörpertherapie verstärkt aber eindeutig die Wirkung der Chemotherapie.

Im Allgemeinen sei die Antikörpertherapie anscheinend gut verträglich. Da Betroffene mich aber immer wieder anschreiben und mich um Rat fragen, wie sie sich auch in diese Phase einer Krebstherapie unterstützen können, will ich auf die unterschiedlichen Möglichkeiten eingehen.

Da bei einer Antikörpertherapie die Nebenwirkungen hauptsächlich wie beim Verlauf eines grippalen Infektes auftreten, sind folgende

Schüßler Salze bzw. folgender Cocktail
unterstützend möglich.

Nr. 3 Ferrum phosphoricum
Bei Kopfschmerzen und Müdigkeit. Der
Stoffwechsel wird angekurbelt.
Auch einzusetzen bei Entzündungen, Hautrötungen
und um das Immunsystem zu stärken.

Nr. 7 Magnesium phosphoricum
Zur Endkrampfung der Muskulatur. Auch bei
Gelenkschmerzen.
Zudem wird auch noch das Herz unterstützt.

Nr. 8 Natrium chloratum
Bei Fieber und/oder Schüttelfrost.
Dieses Salz ist hilfreich, um im „Fließen" zu bleiben.
Die Nr. 8 reguliert den Wasserhaushalt und
unterstützt die Ausleitung.

Zur Ergänzung für eine optimale Kombination wird
das entsprechende Charakter-Salz dazugegeben.
Diese sind unter „Sinnvolle Ergänzungen
hinsichtlich des Charakters" beschrieben.

**Tipp aus dem Entspannungs- und Modernen
Mentaltraining**
Wenn wir während der Gabe von Antikörpern eine
innere Haltung einnehmen die diese Therapie
bejaht, dann reagiert unser Körper sofort
annehmend darauf.

Wenn sie das anzweifeln dann denken sie noch mal
an die saure Zitrone die ich im Vorwort erwähnt
habe. Sie denken nur daran und ihr Körper reagiert
sofort. Er kann nicht unterscheiden was real ist und
was ein Gedanke ist. Also geben sie ihm diesen
wundervollen Gedanken in folgender Übung.

Vitalitätspartikel
Wenn sie blinzelnd in die Sonne schauen, dann
können sie tanzende, flirrende Energie und
versprühende Funken sehen.
Natürlich können sie das einfach auch nur in ihrer
Vorstellung produzieren. Wenn ihnen das aber nicht
ganz so leicht fällt, dann schauen sie einmal
blinzelnd in die Sommersonne und verinnerlichen
sie sich dieses Bild.
Machen sie die Augen zu und holen sie sich dieses
Bild der tanzenden Vitalitätspartikel wieder her.
Stellen sie sich nun weiter vor, dass diese
Lichtpartikel durch ihren Körper wandern und ihr
Immunsystem ankurbeln. Überall wo die
Lichtpartikel tanzen kommt Leben, Kraft und
Energie zum Fließen.

*Atme einmal tief aus
und dann beobachte,
dass das Einatmen
von ganz von alleine geschieht.*

Fatigue

Fatigue ist ein Zustand von Antriebslosigkeit, anhaltender Müdigkeit oder schwerer Erschöpfung, die auch durch Erholung nicht verschwindet. Fatigue kann unter anderem in Folge einer Erkrankung wie Krebs oder der Belastung durch eine Chemotherapie auftreten. Die Betroffenen fühlen sich physisch und mental weniger leistungsfähig als früher. Aufmerksamkeits- und Gedächtnisleistungen werden oft als kaum durchführbar empfunden und es wird keine Besserung durch Schlaf erzielt. Lange hat man diesem anhaltenden Gefühl der körperlichen und/oder geistigen Erschöpfung wenig Bedeutung beigemessen, das hat sich inzwischen geändert. Heute weiß man, die Krebsbehandlung wie Operation, Chemotherapie, Bestrahlung und Immuntherapien können Fatigue verursachen. Untersuchungen zu Folge gibt es verschiedene Gründe einer tumorbedingten Fatigue.
Eine Chemotherapie zerstört nicht nur Krebszellen, sondern auch gesunde Zellen, wie z.B. Immunzellen. Eine Verminderung der roten Blutkörperchen führt zur Blutarmut diese wird als Hauptursache der Fatigue gesehen.

Bei Anämie:
Nr. 2 Calcium phosphoricum
Nr. 3 Ferrum phosphoricum
Nr. 5 Kalium phosphoricum
Nr. 6 Kalium sulfuricum
Nr. 8 Natrium chloratum

Nr. 3 Ferrum phosphoricum
Dieses Salz unterstützt die Sauerstoffzufuhr und ist
unübertroffen das Mittel des Stoffwechsels. Es
stärkt das Immunsystem.

Nr. 7 Magnesium phosphoricum
Bei Schmerzen und der Anspannung aufgrund der
Müdigkeit und Erschöpfung. Dem Druck, das
Alltägliche nicht mehr zu meistern, entgegenwirken
und der Situation mit mehr Gelassenheit begegnen.

Nr. 12 Calcium sulfuricum
Erstarrung durch das Erlebte. Da bei Erstarrung das
Gewebe im Körper nicht mehr durchlässig ist,
braucht es Unterstützung, um wieder in den Fluss
zu kommen. Unterstützen sie sich mit diesem Salz
um wieder in die Bewegung zu kommen.

Nr. 21 Zincum chloratum
Bei Nervosität, schlechtem Einschlafen und Unruhe
unterstützt Zincum chloratum sie hilfreich.
Siehe auch „Schlafstörungen".

Zur Regulierung für den Hormonhaushalt siehe
unter „Bewährte Kombinationen" – Hormonhaushalt
regulierend.

Auch die Psyche steht bei einer Krebserkrankung in
Verbindung mit Fatigue. Es werden
Psychotherapien erfolgreich eingesetzt und der
Patient erhält die Möglichkeit durch Gespräche sein
Verhaltens- und Erlebensmuster zu verändern.

Eine Krebsdiagnose und -therapie kann Stress, Ängste, Depression und Schlafstörungen auslösen.

Nr. 3 Ferrum phosphoricum
Stress frisst Eisen. Emotionaler Stress ist mit nichts zu vergleichen. Keine körperliche Anstrengung bringt so viel Stress hervor wie emotionaler Stress. Die Auseinandersetzung mit Krebs kann durch die Gabe von Ferrum phosphoricum gut ausgeglichen werden.

Nr. 5 Kalium phosphoricum
Zur Stärkung der Nerven, bei Ängsten und Erschöpfungszuständen ist dieses Salz unumgänglich. Bei Mutlosigkeit und Verzagtheit leistet es guten Einsatz, um wieder zur Stärke und innerlicher Festigkeit und mehr Vitalität zu kommen.

Bei (Lebens)müdigkeit
Zur Unterstützung und begleitend bei einer psychotherapeutischen Behandlung!
Nr. 5 Kalium phosphoricum
Nr. 8 Natrium chloratum
Nr. 9 Natrium phosphoricum
Nr. 10 Natrium sulfuricum
Nr. 15 Kalium jodatum

Bewegung hilft Körper und Seele. Ein Bewegungstraining ist in jeder Phase hilfreich und wichtig und darf steigernd eingesetzt werden.

Untersuchungen haben ergeben, dass Bewegung und Sport sich positiv auf Depression und Schmerzen auswirken und vor Rückfällen schützen.

Auch hier, so wie bei allen anderen Kombinationen, ist es empfehlenswert die charakterlichen Strukturen zu berücksichtigen. Mehr hierzu unter „Sinnvolle Ergänzungen hinsichtlich des Charakters".

Tipp aus dem Entspannungs- und Modernen Mentaltraining

Urkraftübung
Mit dieser Übung kommen sie wieder in ihre Urkraft. Stellen sie sich vor aus ihren Fußsohlen wachsen Wurzeln.
Diese graben sich erst fein und zart, dann immer stärker und tiefer in Mutter Erde ein.
Diese Wurzeln geben ihnen Kraft, Sicherheit, Standfestigkeit.
Da kann der Sturm tosend über sie hinwegfegen, diese Wurzeln halten sie.
Spüren sie diesem Halt nach.
Fangen sie an, sich gedanklich darauf einzulassen, dass über ihre Wurzeln die Kraft von Mutter Erde in sie hinein strömt. Alles was sie brauchen fließt über die Wurzeln in sie hinein. Sie spüren diese Kraft und Energie vielleicht durch Wärme oder Sicherheit oder ein Kribbeln. Selbst wenn sie nichts wahrnehmen fließt, diese kraftvolle Energie von Mutter Erde in sie hinein.

Ich empfehle ihnen diese Übung so <u>oft</u> wie möglich und so <u>kurz</u> wie möglich zu machen, damit dieses neue Bild von Elan, Schwung und Kraft sich wieder in ihrem Leben verfestigen kann.

*Bedingungsloses Liebeslicht
entfesselt Wurzelkraft,
was Urvertrauen schafft.*

Die Lymphdrainage

Oft arbeiten die Lymphgefäße nach Operationen mit teilweiser oder radikaler Entfernung der Lymphknoten nicht mehr ausreichend. Die Lymphdrainage kann innerlich und äußerlich gut mit Schüßler Salzen unterstützt werden.

Folgende Crememischung kann vom Therapeuten während der Lymphdrainage verwendet werden. Somit wird eine effektivere Wirkung erzielt. (Cremen und Salben sind einzeln in Apotheken zu erhalten, mischen sie, zu gleichen Teilen, die gewünschten Mineralstoffcremen/-salben zusammen)
Nr. 1 Calcium fluoratum, Nr. 2 Calcium phosphoricum, Nr. 4 Kalium chloratum, Nr. 9 Natrium phosphoricum, Nr. 11 Silicea, Nr. 12 Calcium sulfuricum.

Die äußerliche Anwendung ersetzt nicht die innerliche Anwendung. Nur durch die Kombination, Innen und Außen, kann eine optimale Unterstützung stattfinden. Folgender „Cocktail" vor der Lymphdrainage ergänzt effektiv:

Nr. 1 Calcium fluoratum, Nr. 2 Calcium phosphoricum, Nr. 4 Kalium chloratum, Nr. 9 Natrium phosphoricum, Nr. 11 Silicea, Nr. 12 Calcium sulfuricum.
Die beiden Salze Nr. 2 und Nr. 12 sollen dabei in einer höheren Dosierung enthalten sein.

Tipp aus dem Entspannungs- und Modernen Mentaltraining

Innere Bilder
Den Lymphfluss können sie sehr gut gedanklich unterstützen, während der Physiotherapeut seine Arbeit macht. Lassen sie parallel zu den Händen ihres Physiotherapeuten in ihrem Körper Lymphbahnen wachsen. Diese regenerieren sich nämlich nach der Operation von alleine. Die Aufgabe und Arbeit der entfernten Lymphknoten übernehmen die umliegenden Lymphknoten; so sind sie weiterhin gut von ihren körpereigenen Funktionen versorgt. Stellen sie sich etwas Fließendes vor, etwas das abfließt, wie einen Bach oder einen Abfluss oder etwas ähnliches. Wichtig ist dabei, dass sie ein gutes Gefühl haben und spüren können, dass etwas in Bewegung kommt.
Was ebenfalls sehr hilfreich ist, sind Übungen aus dem Qi Gong. Qi Gong bewirkt unter anderem, dass die Energie über die Meridiane (Energiebahnen) in unserem Körper ungehindert fließen kann. Dieser angeregte Fluss überträgt sich auch auf ihre Lymphbahnen und die gesamte Lymphfunktion. Es ist vielleicht ein etwas größerer Aufwand, eine kurze prägnante Form, wie die Acht Brokatstücke, zu erlernen. Die Durchführung jedoch ist mit einem sehr geringen Zeitaufwand verbunden und gemessen an den wöchentlichen Terminen bei ihrem Physiotherapeuten minimal.

Sei lebendig, biegsam
und beweglich
im Strom des Lebens,
so leidest du weniger!

Wenn alles vorbei ist.
Wenn die Therapien abgeschlossen sind.
Jetzt geht es erst richtig los.
Was ist das Hauptthema nach den Therapien?
Jeder reagiert unterschiedlich, bei jedem arbeitet
der Körper anders, jeder hat seine eigene Baustelle
und seine eigene Schwachstelle und jede Seele ihr
eigenes Thema. So kann auch nach den Therapien
keine Empfehlung für eine allgemeingültige
Kombination, für die Regeneration, gegeben
werden. Das widerspräche auch komplett Dr.
Schüßler's Grundsatz.
So ist es empfehlenswert, sich selbst Zeit zu
schenken und den Körper genau zu beobachten,
was er denn als nächstes braucht. Dies darf ruhig
alle paar Tage geschehen, denn er hat jetzt einen
großen Nachholbedarf verschiedenster
Mineralstoffe und kann an unterschiedlichen Tagen
unterschiedlich viel von den einzelnen Salzen
aufnehmen. Wenn wir dem Körper die Gelegenheit
geben, seine Bedürfnisse zu zeigen, dann wird er
das auch tun. Auf diese Weise sind sie täglich mit
allem gut versorgt, was an Unterstützung notwendig
ist, um so schnell als möglich wieder in einen
geregelten Ablauf zu kommen.
Doch die Erfahrung hat gezeigt, dass „so schnell als
möglich", Monate vielleicht sogar über ein Jahr
hinaus, bedeuten kann. Deshalb ist es wichtig, nach
dieser langen beschwerlichen Zeit der Therapie
noch etwas Geduld und Ausdauer aufzubringen, um
so dem Körper die Zeit zu geben, die er braucht, um
wieder voll einsatzfähig zu sein.

Manches wird schnell aufgehoben sein, anderes kommt immer wieder mal und ruft nach Unterstützung. Am besten ist diesem Ruf nachzugeben. Ihr Körper, ja jede einzelne Zelle, sagt: „Dankeschön"!

Zur Regeneration

Der Körper ist erschöpft und wegen der verabreichten Medikamente zusätzlich belastet. Zur Unterstützung in der Erholungsphase können folgende Kombinationen beitragen:

Zum Ausleiten
Nr. 4 Kalium chloratum, Nr. 5 Kalium phosphoricum, Nr. 10 Natrium sulfuricum.

Zum Aufbau
Nr. 5 Kalium phosphoricum, Nr. 8 Natrium chloratum
Kalium phosphoricum ist in der Erholungsphase immer das erste Mittel der Wahl.

Bei geschädigten Nerven

Durch die Chemotherapie können Nerven so geschädigt sein, dass ein Taubheitsgefühl entsteht. Dies kann krampfhafte Schmerzen hervorrufen. Zur Lösung der Krämpfe und zur regenerierenden Unterstützung der Nerven empfiehlt sich folgende Kombination;
Nr. 2 Calcium phosphoricum, Nr. 7 Magnesium phosphoricum, Nr. 11 Silicea.

Schlafstörungen

Schlafstörungen können unterschiedliche Gründe haben. Deshalb ist es wichtig, zu differenzieren, ob es sich um Ängste handelt, eine schwache Blase, Schmerzen oder andere Gründe. Bei allem, das sie zuordnen können, wählen sie das Salz zum zugehörigen Thema.

Die Schlafstörungen, die hier angesprochen sind, weisen keinen offensichtlichen Grund auf. Es ist möglich, dass es oberflächlich betrachtet keinen Grund für nächtliches Aufwachen, Wachliegen und Herumwälzen gibt. Die Organuhr, am Ende dieses Kapitels, kann hier aufschlussreich sein. Nach eingehender Beobachtung kristallisiert sich evtl. immer ein gleich bleibender Zeitraum für die Schlafstörung heraus. Steht dieser Zeitraum fest, ist dieser durch die Organuhr leicht zuzuordnen und das entsprechende Salz kann eingesetzt werden. Bei Schlafstörungen ist immer auch die Gabe des Salzes empfehlenswert, das für die charakterliche Struktur gewählt wurde.

Die Organuhr kann sehr hilfreich in der Zeit nach der Therapie eingesetzt werden. Treten Beschwerden immer zu den gleichen Zeiten auf, bittet das Organ so über die Körpersprache um Unterstützung. Also sollte z. B. eine lähmende Müdigkeit zwischen 9 Uhr und 11 Uhr häufig vorkommen, empfiehlt es sich die Milz und die Bauchspeicheldrüse mit den entsprechenden Salzen zu unterstützen.

Ängste vor der Nachsorge (Nachuntersuchungen)
Eine Nach-sorge, setzt eine Sorge voraus, eine
Nach-untersuchung setzt eine Suche voraus. Die
innere Einstellung kann da viel lösen und von
Ängsten befreien. Unsere Gedanken spielen da
eine entscheidende Rolle. Jedoch, wenn die Angst
einem im Nacken sitzt, dann ist der Kopf getrübt
und kann auch dem Bauch keine eindeutige
Anweisung geben, seine Ängste loszulassen, weil
sie völlig unbegründet sind. Folgende
Kombinationen können da gut unterstützen.

Bei Unruhe
Nr. 7 Magnesium phosphoricum, Nr. 14 Kalium
bromatum, Nr. 15 Kalium jodatum, Nr. 21 Zincum
chloratum

Wenn die Nerven blank liegen
Nr. 5 Kalium phosphoricum, Nr. 8 Natrium
chloratum, Nr. 11 Silicea, Nr. 14 Kalium bromatum

Haut, Haare, Nägel
Nr. 1 Calcium fluoratum, Nr. 3 Ferrum
phosphoricum, Nr. 5 Kalium phosphoricum,
Nr. 8 Natrium chloratum, Nr. 11 Silicea

Organuhr:

Uhrzeit	Organ Körperfunktion	Schüßler Salz
7 - 9	Magen	9
9 - 11	Milz, Bauchspeicheldrüse	5,6, (10)*
11 - 13	Herz	7,12
13 - 15	Dünndarm	3,7
15 - 17	Blase	8
17 - 19	Niere	8
19 - 21	Kreislauf	3,8
21 - 23	Innere Organsteuerung	6,7,9,10,12
23 - 1	Gallenblase	6,9,10
1 - 3	Leber	10,12
3 - 5	Lunge	4,24
5 - 7	Dickdarm	3,7

* Nr. 6 Kalium sulfuricum löst Schlackenstoffe, Nr. 10 Natrium sulfuricum transportiert sie ab, deshalb die Nr. 6 immer zusammen mit der Nr. 10 einnehmen!

Tipp aus dem Entspannungs- und Modernen Mentaltraining
Da wir alle unterschiedlich sind und jeder von uns seine eigenen Schlafgewohnheiten hat, will ich an dieser Stelle verschiedene Möglichkeiten aufzeigen, um sich tief zu entspannen, um in den Schlaf zu gleiten.

Atemübung:
Konzentrieren sie sich auf ihren Atem. Atmen sie anfänglich tief und kräftig aus, um alle verbrauchte Luft aus ihren Lungenspitzen herauszufiltern und atmen sie erst dann frische Luft ein. Achten sie beim weiteren Atemverlauf auf eine etwas längere Ausatmung als sie einatmen. Lassen sie den Einatemreflex von alleine einsetzen und nehmen sie das Einatmen nicht schon vorneweg. Was schon mal passieren kann in so einer atemlosen Zeit und in der Hektik der restlichen Welt. Lassen sie sich auf ihren natürlichen Atemrhythmus ein. Dies fühlt sich anfänglich vielleicht etwas fremd an, aber mit etwas Übung gelingt es ihnen immer leichter. Wenn sie diese Atemübung immer wieder mal tagsüber machen, dann fällt sie ihnen nachts leichter, weil sie schon etwas Übung darin haben.

Körperübung:
Fühlen sie sich durch ihren Körper. Hierbei ist eines ganz wichtig, tun sie es wertfrei!
Wandern sie am Kopf beginnend, über ihr Gesicht, in den Hals und Nacken, über ihre Schultern, in die Arme und Hände bis in die Fingerspitzen. Wandern

sie nun über ihren Brustkorb in den Bauch und über
den Rücken in das Becken. Gleiten sie nun über die
Oberschenkel in die Knie, weiter zu den
Unterschenkeln, in die Füße bis in die Zehenspitzen
hinein. Während sie so durch ihren Körper wandern,
nehmen sie alles wahr was ihnen begegnet. ALLES!
Und sie lassen es einfach zu und gehen weiter,
ganz gleich was sie da fühlen. Mit dieser Übung
werden sie feststellen, dass es Körperregionen gibt,
die sich besser anfühlen und welche, die sich nicht
so gut anfühlen. Lassen sie beides zu. Es geht hier
nur um Wahrnehmung, nicht um Beurteilung.
Während sie so mit ihrem Körper beschäftigt sind,
können sie mit einem Ausatemzug ein gutes Gefühl
einer Körperregion in eine andere fließen lassen,
von der sie sich wünschen, dass sie sich genauso
gut anfühlt. Wiederholen sie das mehrere Male
ohne Erwartung. Tun sie es so als wenn sie ziellos
spazieren gehen würden. Was ihnen begegnet,
nehmen sie dankbar an und sie vermissen nichts,
weil sie ja nichts erwartet haben. In dieser
Konzentration auf ihren Körper sinken sie immer
tiefer in die Entspannung und in ihre Unterlage.
Auch hier ist etwas Übung erforderlich. Umso öfters
sie diese Übung durchführen, umso leichter wird es
ihnen fallen, sich auf ihren Körper und die damit
zusammenhängende Entspannung einzulassen.

Wenn keine Entspannungsübung helfen mag, um in
den ersehnten Schlaf zu kommen, dann versuchen
sie es erst gar nicht, denn jede Anstrengung, die sie

unternehmen wird nur noch mehr verhindern, zur Ruhe zu kommen.

In diesen Phasen ist es sehr hilfreich, zu schreiben. Schreiben sie alles auf, was sie bewegt, ohne Punkt und Komma. Achten sie nicht auf Stil und Zusammenhänge, sondern schreiben sie sich einfach alles von der Seele. Schreiben sie nur für sich alleine. Schreiben sie ihre Gefühle auf, ihre Ängste und Sorgen, schreiben sie auf, was für Gedanken sie bewegen, Gedanken aus der Vergangenheit oder auch Gedanken, was in Zukunft sein wird. Schreiben hilft, alles los zu werden. Was aufgeschrieben ist, kann ich bei Bedarf nachlesen und muss es nicht weiter im Kopf hin und her wälzen. Vielleicht ist da noch eine Hemmschwelle, z.B. „Ich kann nicht richtig schreiben". Schreiben sie einfach drauf los. Am Anfang sind es vielleicht nur Stichpunkte, bevor es mehr und mehr geordnete Gedanken werden. Das ist ein Prozess und sie brauchen ihn nicht von Anfang an zu beherrschen, es darf wachsen und werden.

Das Leben besteht aus Wellen.
Die Wahl besteht nicht sich zwischen oben
und unten zu entscheiden.
Die Wahl besteht darin, zu entscheiden,
wenn du unten bist,
ob du bis zur Erschöpfung
nach oben rudern willst
oder ob du dich in sie hinein legst
und dich nach oben tragen lässt.

Ergänzungssalze:
Die Einnahme eines Ergänzungssalzes kann manchmal eine sinnvolle und notwendige Vervollständigung sein. Manchmal ist man sich ganz sicher, die richtige Kombination gewählt zu haben und dennoch bleibt der erwünschte Erfolg aus. Oft ist dann eine kleine Gabe eines Ergänzungssalzes genau der Anstoß, um die Betriebsstoffe in Gang zu bringen.
Wählen sie eines der folgenden Salze aber auch, wenn sie das Bedürfnis haben, sich zusätzlich zu unterstützen.
Diese Salze, 13 – 27, werden nur sehr gering dosiert, da sie im Körper auch nur sehr gering auftreten. Täglich 1-2 Tabletten zu ihrem „Cocktail" dazu, reichen in der Regel völlig aus.

Nr. 13 Kalium arsenicosum
Bei Schwächezuständen, besonders nach traumatisierenden Erlebnissen, um wieder zu sich selbst zu kommen.

Nr. 15 Kalium jodatum
Bei innerer Unruhe, Niedergedrücktheit, Pessimismus, Lebensüberdruss. Wenn einem die Tränen im Hals stecken bleiben.

Nr. 21 Zincum chloratum
Der belastete Stoffwechsel wird unterstützt, das Immunsystem wird angeregt, durch die Ausbildung der Antikörperproduktion.

Nr. 25 Aurum chloratum
Das „Frauensalz", das auch bei
Wechseljahrsbeschwerden eingesetzt wird, bei
depressiven Verstimmungen.

Nr. 26 Selenum
Onkologische Patienten haben einen höheren
Bedarf an Selen oder einen zu hohen Selenspiegel.
So wirkt dieses Salz ausgleichend und darf auch
zur Einnahme zu einem Selenpräparat dazu
genommen werden.

Bewährte Kombinationen:

Ausdauer
Nr. 5 Kalium phosphoricum, Nr. 7 Magnesium
phosphoricum, Nr. 9 Natrium phosphoricum, Nr. 11
Silicea

Energiearm
Nr. 3 Ferrum phosphoricum, Nr. 5 Kalium
phosphoricum, Nr. 8 Natrium chloratum

Entgiftung
Nr. 4 Kalium chloratum, Nr. 6 Kalium sulfuricum, Nr.
8 Natrium chloratum, Nr. 10 Natrium sulfuricum

Entzündungen der Mundschleimhaut
Nr. 3 Ferrum phosphoricum, Nr. 8 Natrium
chloratum

Fußsohlen, brennend
Nr. 9 Natrium phosphoricum, Nr. 11 Silicea

Hitze in der Menopause
Nr. 8 Natrium chloratum, Nr. 13 Kalium
arsenicosum, Nr. 14 Kalium bromatum, Nr. 16
Lithium chloratum

Hormonhaushalt, regulierend
Nr. 1 Calcium fluoratum, Nr. 2 Calcium
phosphoricum, Nr. 4 Kalium chloratum, Nr. 5 Kalium
phosphoricum, Nr. 7 Magnesium phosphoricum, Nr.
8 Natrium chloratum, Nr. 11 Silicea, Nr. 26 Selenum

Immunschwäche, stark reduziert
Nr. 2 Calcium phosphoricum, Nr. 3 Ferrum
phosphoricum, Nr. 5 Kalium phosphoricum

Krämpfe und Schmerzen in Füßen und Beinen
Nr. 2 Calcium phosphoricum, Nr. 7 Magnesium
phosphoricum, Nr. 11 Silicea
Sollte die Ursache für die Krämpfe Polyneuropathie
(zerstörte Nerven durch die Chemotherapie) sein,
bekommen sie eine Soforthilfe mit Magnesiumöl
das direkt auf die Haut aufgetragen wird.

Leberstärkung
Nr. 4 Kalium chloratum, Nr. 6 Kalium sulfuricum, Nr.
9 Natrium phosphoricum, Nr. 10 Natrium sulfuricum

Lymphstau
Nr. 9 Natrium phosphoricum, Nr. 10 Natrium
sulfuricum, Nr. 12 Calcium sulfuricum

Niedergedrückt und mutlos
Nr. 2 Calcium phosphoricum, Nr. 5 Kalium
phosphoricum, Nr. 8 Natrium chloratum, Nr. 15
Kalium jodatum

Stärkung, allgemein
Nr. 3 Ferrum phosphoricum, Nr. 5 Kalium
phosphoricum, Nr. 8 Natrium chloratum

Schlaflosigkeit
Nr. 2 Calcium phosphoricum, Nr. 7 Magnesium
phosphoricum, Nr. 14 Kalium bromatum, wenn gar
nichts geht zusätzlich Nr. 21 Zincum chloratum.
Wie oben schon beschrieben, kann Schlaflosigkeit
verschiedene Ursachen haben. Deshalb siehe auch
unter „Zur Regeneration" und „Die Organuhr"

**Wunden, die nicht so recht heilen wollen (auch
die seelischen)**
Nr. 3 Ferrum phosphoricum, Nr. 5 Kalium
phosphoricum, Nr. 8 Natrium chloratum, Nr. 9
Natrium phosphoricum
Hier ist die Zugabe eines Salzes, das zur
charakterlichen Struktur passt, besonders wichtig!

**Bei Knochen- und Gelenksschmerzen (mit
Entzündung)**
Nr. 7 Magnesium phosphoricum, Nr. 3 Ferrum
phosphoricum

**Bei Muskelschwäche Aufbau neuer Zellen, als
Folge der Erkrankung**
Nr. 2 Calcium phosphoricum, Nr. 3 Ferrum
phosphoricum, Nr. 5 Kalium phosphoricum, Nr. 8
Natrium chloratum

Sinnvolle Ergänzung hinsichtlich des Charakters

Der Charakter ist eine wichtige Komponente bei der optimalen Kombination von Schüßler Salzen.

Die ganzheitliche Betrachtung des Menschen ist unumgänglich bei der Wahl der optimalen Kombination.

Hinsichtlich der Härte der Therapie und dessen Verlauf ist es sehr empfehlenswert, die charakterlichen Strukturen zu berücksichtigen, um so effektiv und rasch wie möglich, Erleichterung zu erfahren. Deshalb empfehle ich gerne eine Kombination mit zusätzlichen Salzen, die die Charaktereigenschaften berücksichtigen. Erst dann entsteht eine individuelle und wirkungsstarke Kombination, die zur effektiven Unterstützung beiträgt.

Unter Umständen ist es nicht ganz einfach, das passende Charakter-Salz zu finden. Der eigene Blick scheint da oft getrübt. Ein guter Freund kann da hilfreich sein. Eine ehrliche Darstellung von außen ist oft objektiver.

Wenn das Herz etwas offener ist und die Umwelt als Spiegel genommen werden kann, ist das eine weitere Möglichkeit, an das passende Salz zu kommen. Mit einem offenen Ohr sind dann vielleicht Sätze zu hören wie:

- Da hast du jetzt aber einen wunden Punkt getroffen.
- Da könnte man ja vor Neid platzen.
- Da platzt mir der Kragen.

- Den hab ich kaltgestellt.
- Der hat mich abgefertigt.
- Du stehst unter Druck.
- Hast du kalte Füße bekommen?
- Ich bin dünnnervig.
- Ich bin mal wieder der Lückenbüßer.
- Ich bin sauer oder das stößt mir auf.
- Ich fühle mich völlig ausgebrannt.
- Jetzt lass aber mal Dampf ab.
- Jetzt lass doch mal gut sein.
- Mal wieder zart besaitet?
- Sei nicht so verbissen.
- Was habe ich nur verbrochen, dass...

Diese oder ähnliche Sätze können Aufschluss über den prägenden Charakterzug geben und bei der Mittelwahl hilfreich sein.
Ist das entsprechende Salz schon in der gewählten Kombination enthalten, ist eine etwas höhere Dosierung empfehlenswert.

Nr. 1 Calcium fluoratum
Hilft bei Schutzbedürftigkeit. Hüllt ein, um mühelos den eignen Standpunkt zu vertreten. Zum Abbau der Angst, um vor dem anderen zu bestehen. Vertrauen in das eigene Können. Es ist egal, was andere über mich denken.

Nr. 2 Calcium phosphoricum
Unterstützt bei Existenzängsten, schenkt Vertrauen in das eigene Leben, nimmt die Anspannung und schenkt die Fähigkeit, ja zum Leben zu sagen.

Nr. 3 Ferrum phosphoricum
Für mehr Widerstand bei der Reibung durch das
Leben, bei Sprunghaftigkeit, für mehr Gelassenheit
und Ruhe. Ferrum wird auch bei Entzündungen
gegeben. Dies ist ebenso auf den Charakter
umzulegen. Eine „erhitzte Natur" wird durch Ferrum
phosphoricum wieder „abgekühlt".

Nr. 4 Kalium chloratum
Für eine ausgeglichene und objektive
Gefühlswahrnehmung, um nicht aus einer Mücke
einen Elefanten zu machen.

Nr. 5 Kalium phosphoricum
Hilft zu einem persönlich angemessenen Rhythmus
zwischen Anspannung und Entspannung. Es ist das
Nervensalz für übertriebenen, persönlichen Einsatz
und wenn Raubbau mit der eigenen Energie
getrieben wird.

Nr. 6 Kalium sulfuricum
Bei übertriebenem Geben, auch das, was nicht vom
Umfeld erwartet wird. Ärger und Selbstverleugnung.
Für die Balance, auch gut für sich selbst zu sorgen.

Nr. 7 Magnesium phosphoricum
Unterstützt bei zu hoher Spannung, um
Anforderungen von außen gerecht zu werden,
loslassen zu können. Mut zur Lücke, Mut zur
Menschlichkeit. Den eigenen Wert wieder erkennen
und vertrauensvoll leben.

Nr. 8 Natrium chloratum
Kalte Füße bekommen, festgefahren sein,
Erstarrung. Dieses Salz hilft, um wieder ins Fließen
zu kommen. Dem Fluss des Lebens vertrauen.
Auch bei Enttäuschung und wenn geschmollt wird.
Wenn uns etwas stinkt und wir „verschnupft"
reagieren.

Nr. 9 Natrium phosphoricum
Ich bin so sauer ..., da kann schon mal überreagiert
werden. Zum Ausgleich für mehr Sanftmut und
Feinfühligkeit. Der Freude wieder Raum geben.

Nr. 10 Natrium sulfuricum
Bei passiver Lebenshaltung. Unversöhnlich, sich
innerlich ausgeliefert fühlen gegenüber dem
Schicksal. Wut, Zorn, Groll. Hilfe zu mehr
Flexibilität.

Nr. 11 Silicea
Harmonie-sucht, die Suche nach Harmonie. Fühlt
sich deshalb für alles zuständig.
Abgrenzung lernen, Nein sagen, auf dem Weg vom
Du zum Ich, in die Balance kommen zwischen
Nächsten- und Selbstliebe. Ich gebe immer mein
Bestes, auch wenn das nicht immer 100% sein
können.

Nr. 12 Calcium sulfuricum
Entweder – oder, Ganz oder gar nicht. Wenn die
Balance zwischen dem Innen und dem Außen
wieder hergestellt werden soll. Ganz bei sich sein
und dennoch den Blick für die Umwelt behalten.

Stark für das Leben
Für mein Empfinden ist es nicht das Ziel zu über-
leben. Denn keiner von uns über-lebt. Der Tod
gehört als ganz natürlicher Prozess, als Teil vom
Leben, dazu und ich würde mir wünschen, dass er
als solcher geachtet und respektiert wird.
Der Tod ist für mich eine Art von Leben.
Vergleichen wir uns mit einem Wassertropfen, er ist
und bleibt immer H^2O, ganz gleich, ob als Dampf,
Nebel, Niederschlag, Schnee oder Eis. Wir
bestehen zum größten Teil aus Wasser, so kann
der Tod nur eine Form von Wandlung sein, unsere
Essenz (Seele) jedoch bleibt.
Für mein Empfinden ist das Ziel, zu leben! Wirklich
zu leben! Sich zu achten und den eigenen
Bedürfnissen [5] nachkommen. Nein sagen, zu all
dem, was ich nicht möchte. Zu genießen, dass ich
aufstehen und in die Arbeit gehen darf. Gerne zu
geben und zu nehmen. In allem einen Ausgleich zu
finden, so wie die Natur es mir vormacht.

**Tipp aus dem Entspannungs- und Modernen
Mentaltraining**

Lebensessenz
Unsere ganze Lebensessenz liegt in den Nieren,
tief im Unterbauch. Sie verbraucht sich im Laufe
unseres Lebens. Das ist ein natürlicher Prozess und
auch nicht aufzuhalten. Jedoch verbrauchen so
extreme Situationen wie die Diagnose Krebs diese
Essenz verstärkt. Um diese Essenz anzureichern,

---

[5] Bedürfnisse nach der Maslow'schen Bedürfnispyramide im Anhang

hilft eine gedankliche Übung, die den Körper
spürbar stärkt.

Denken sie sich in ihren Bauch, etwa zwei Finger
unter ihren Bauchnabel und tauchen sie tief mit
jeder Ausatmung dort ein, entspannen sie sich tief.
Wenn es ihnen schwer fällt, sich zu konzentrieren,
dann legen sie ihre Hände auf den Bauch und
spüren sie der Wärme nach, die dabei entsteht und
schon liegt ihre Aufmerksamkeit genau da, wo sie
sie haben wollen. Tauchen sie gedanklich ein, in die
Höhle ihrer Lebensenergie. Stellen sie sich nun vor,
sie würden den Beckenboden anspannen. Tun sie
es nicht! Stellen sie sich lediglich vor, sie würden es
tun.

Selbstverständlich liegt es ganz allein in ihren
Bedürfnissen, körperlich ein Beckenbodentraining
zu absolvieren. Nur bei dieser Visualisierung ist es
spannend zu beobachten was im Körper passiert,
wenn es eben nicht ausgeführt, sondern „nur"
gedacht wird. Dieser Gedanke hat Kraft genug, um
auch eine evtl. Blasenschwäche, die durch die
Therapien entstanden ist wieder ausgleichend zu
stärken. Als nächstes stellen sie sich ein Y in ihrem
Bauch vor. Dieses Y verstärkt ihre Vorstellungskraft
um ein vielfaches. Es ist ein Symbol, das alles
Positive mehrfach verstärkt.

Halten sie diese Vorstellung immer nur solange, wie
sie konzentriert dabei bleiben können. Wenige
Minuten täglich sind da mehr, als langes,
unkonzentriertes Umherschweifen. Am besten sind
die Momente kurz nach dem Aufwachen und kurz
vor dem Einschlafen. In dieser Zeit befinden sie sich

im Alphazustand und nehmen solche
Visualisierungen besonders wirkungsvoll auf.
Wichtig ist dabei immer, dass sie ein gutes Gefühl
haben. Spüren sie sich in sich hinein: Ist diese
Übung etwas für sie? Haben sie dabei ein gutes
Gefühl und können sie diese angenehme Stärke
wahrnehmen?

Schlusswort

Im Grunde ist nicht nur die Lieferung von Informationen an die Zelle das Entscheidende, um sich die schwere Zeit der Operation, Chemotherapie, Bestrahlung und weitere Therapien zu erleichtern und am Ende gesund zu werden und zu bleiben.

Jedoch wenn die Information dadurch unterstützt wird, dass wir uns mit unserem Körper, mit unseren Bedürfnissen und Wünschen und auch mit unseren charakterlichen Strukturen auseinandersetzen, dann kann wirklich eine ganzheitliche Veränderung stattfinden.

Wenn wir uns erlauben, uns liebe-voll (voller Liebe für uns selber, auch oder gerade eben wegen der momentanen Situation) anzusehen und uns selber die Be-achtung (die Achtung, die wir uns selber entgegenbringen) geben, die in so einer schweren Zeit not-wendig (die Not, die uns zur Wende bringt, die Wende im um-denken und um-lenken) ist, ganz wie die Wende in der Mitte des Labyrinths, dann ist das der beste Weg für einen Neuanfang.

Gesamtübersicht Schüßler Salze 1 – 27

Calcium fluoratum Nr. 1
Empfohlene Potenzierung: D12
Calcium fluoratum Nr. 1 ist ein grundlegender
Mineralstoff für den menschlichen Organismus.
Er bildet die Hüllen im Körper und damit den Schutz
des Körpers: Hautoberschicht, Knochenhüllen,
Aderwände, Zellwand, Zahnschmelz, ist zuständig
für die Elastizität in allen Geweben, vor allem in den
Häuten, Sehnen und Bändern. Bindet im Körper
den Hornstoff (Keratin).

Calcium phosphoricum Nr. 2
Empfohlene Potenzierung: D6
Calcium phosphoricum Nr. 2 bindet das Eiweiß für
den Organischen Aufbau. Bei einem Mangel wird
das Eiweiß nicht verarbeitet, sondern es werden die
Eiweißflocken im Körper angeschwemmt, wodurch
es zu einer starken Gewichtszunahme kommen
kann. Dieser Mineralstoff ist das wichtigste
Knochenaufbaumittel, ein Blutaufnahmemittel und
für den Zellaufbau zuständig – im weitesten Sinn für
die „Fülle", der Betriebsstoff für die willkürlichen
Muskeln.

Ferrum phosphoricum Nr. 3
Empfohlene Potenzierung: D12
Die ersten zwei Mineralstoffe sind für den
Menschen Existenz begründend: Calcium fluoratum
Nr. 1 für die Hüllen im Körper,

Calcium phosphoricum Nr. 2 für die Fülle, also den Aufbau des Körpers an sich.

Ferrum phosphoricum Nr. 3 bringt die nun begründetet Existenz mit der Welt in Beziehung, ist also für Auseinandersetzung zuständig, in jeder Hinsicht – physisch wie psychisch. Dieser Mineralstoff bindet in den roten Blutkörperchen den Sauerstoff, wodurch dieser bis zu den Zellen gelangen kann, ist für die Transportqualität des Blutes insgesamt von eminenter Bedeutung, ist ein wichtiges Transportmittel im Körper, kurbelt den Stoffwechsel an, den Grundumsatz, ist für den Energietransport und -haushalt von großer Bedeutung, ist das Mittel für das erste Stadium einer Krankheit. Nr. 3 ist das Stoffwechselmittel überhaupt und das Steuerungsmittel für den Eisenhaushalt.

Kalium Chloratum Nr. 4
Empfohlene Potenzierung: D6
Kalium chloratum bildet den Faserstoff, in dem die Eiweißbausteine, die durch Calcium phosphoricum Nr. 2 gebildet wurden, zu Fasern zusammengefügt werden. Dieser Mineralstoff ist ein bedeutender Betriebsstoff für die Drüsen im Körper, bindet chemische Gifte, ist das Mittel für das zweite Stadium einer Krankheit, wenn Gefahr besteht, dass sie sich im Körper festsetzt.

Kalium phosphoricum Nr. 5

Empfohlene Potenzierung: D6

Kalium phosphoricum Nr. 5 baut mit Hilfe von
Natrium chloratum Nr. 8 Gewebe auf. Der
Mineralstoff kommt in allen Gehirn- und
Nervenzellen, im Blut und in den Muskeln vor.
Dieser Mineralstoff ist für das hohe Fieber
zuständig, das biochemische Antiseptikum,
für die Leistung und den Einsatz im Leben
erforderlich, das „Generalmittel" bei allen
Erschöpfungszuständen seelischer und körperlicher
Natur, der Betriebsstoff für das Lecithin,
der Mineralstoff, der dem Organismus grundsätzlich
hilft, mit erhöhter Widerstandskraft
gesundheitsgefährdenden Vorgängen
entgegenzutreten.

Kalium sulfuricum Nr. 6

Empfohlene Potenzierung: D6

Kalium sulfuricum Nr. 6 ist für die
Sauerstoffübermittlung in die Zelle hinein und in der
Zelle mit anderen Betriebsstoffen für den Betrieb
der Atmungskette zuständig. Dieser Mineralstoff ist
der Betriebsstoff der Bauchspeicheldrüse der
Regulator des Melanins und damit zuständig für die
Pigmentierung der Haut, das Mittel für das letzte
Stadium einer Krankheit, wenn sie sich schon im
Körper festgesetzt hat.

Magnesium phosphoricum Nr. 7
Empfohlene Potenzierung: D6
Magnesium phosphoricum Nr. 7 ist das
Betriebsmittel für die unwillkürliche Muskeltätigkeit.
Deshalb ist dieser Mineralstoff zuständig für die
Tätigkeit der Drüsen, der Nerven, der
peristaltischen Tätigkeit des Darmes (wurmartige
Bewegungen zur Vorwärtsbewegung des
Nahrungsbreis), das rhythmische Zusammenziehen
der Herzmuskulatur, bei Schokoladenhunger das
Mittel der Wahl.

Natrium chloratum Nr. 8
Empfohlene Potenzierung: D6
Natrium chloratum Nr. 8 reguliert den Flüssigkeits-
und Wärmehaushalt. Er ist der Mineralstoff, der im
Körper Gifte unschädlich macht. Dieser Mineralstoff
bindet den Schleim (Muzin) und bildet damit alle
Schleimhäute, besorgt den Stoffwechsel aller
Körperteile, die nicht durchblutet werden (Sehnen,
Bänder, Knorpel, Bandscheiben, Augen),
vermehrt die Zahl der roten Blutkörperchen,
bildet das Knorpelgewebe und die Gelenkschmiere.

Natrium phosphoricum Nr. 9
Empfohlene Potenzierung: D6
Natrium phosphoricum Nr. 9 reguliert den Abbau
der Harnsäure und macht sie so für die Nieren
ausscheidbar. Dieser Mineralstoff reguliert den
Säurehaushalt insgesamt im Organismus,
reguliert den Fettstoffwechsel – Fettleibigkeit, ist für
den Zuckerabbau zuständig, ist das Generalmittel

für fast alle Erkrankungen, die dem rheumatischen Formenkreis zugeordnet oder zu den Übersäuerungskrankheiten gezählt werden.

Natrium sulfuricum Nr. 10

Empfohlene Potenzierung: D6
Die Leber baut mit Hilfe von Natrium sulfuricum Nr. 10 die anfallenden Schlacken- und Belastungsstoffe in ausscheidbare Stoffe um, welche über den Dickdarm ausgeschieden werden können – Schadstoffdickleibigkeit. Damit ist dieser Mineralstoff das Mittel für Körperentschlackung und für die Ausscheidung von Giften, wirksam auf die Leber, die mit Hilfe von Nr. 10 den Depotzucker, das Glykogen, steuert; dadurch ist es ein wichtiges Unterstützungsmittel für Leber und Galle.

Silicea Nr. 11

Empfohlene Potenzierung: D12
Unter Quarz bzw. Quarzsand versteht man die unterhalb von 870°C stabile Form des kristallisierten Siliziumdioxids (wasserfreie Kieselsäure). Erst durch die Verbindung mit Wasser entsteht Kieselsäure. Silicea Nr. 11 ist zuständig für den Aufbau der Struktur des Bindegewebes. Dieser Mineralstoff stärkt das Bindegewebe bezüglich der Brüchigkeit, baut die Leitfähigkeit der Nerven auf, hilft beim Abbau der Säurebelastung im Körper.

Calcium sulfuricum Nr. 12

Empfohlene Potenzierung: D6
Calcium sulfuricum Nr. 12 ist der Betriebsstoff für
die Durchlässigkeit des Gewebes. Die Nr. 12 kommt
hauptsächlich in Leber, Galle und Muskeln vor.
Dieser Mineralstoff wirkt bei chronischen, offenen
Eiterungen, wenn das Leben nach einem Schock
wieder in Fluss kommen soll, schleimlösend und
ausscheidungsfördernd.

Kalium arsenicosum Nr. 13

Empfohlene Potenzierung: D12
Hauptanwendungsgebiet
Haut
Schwächezustände
Abmagerung

Kalium bromatum Nr. 14

Empfohlene Potenzierung: D12
Hauptanwendungsgebiet
Haut und Nervensystem
Beruhigungsmittel

Kalium jodatum Nr. 15

Empfohlene Potenzierung: D12
Hauptanwendungsgebiet
Schilddrüsenmittel

Lithium chloratum Nr. 16
Empfohlene Potenzierung: D6
Hauptanwendungsgebiet
Gichtisch-rheumatische Erkrankungen
Schwere nervliche Belastungen

Manganum sulfuricum Nr. 17
Empfohlene Potenzierung: D6/D12
Hauptanwendungsgebiet
Fördert die Aufnahme von Eisen im Körper

Calcium sulfuratum Nr. 18
Empfohlene Potenzierung: D6/D12
Hauptanwendungsgebiet
Erschöpfungszustände mit Gewichtsverlust

Cuprum arsenicosum Nr. 19
Empfohlene Potenzierung: D12
Hauptanwendungsgebiet
Kolikartige Schmerzen
Nierenleiden

Kalium-Aluminium sulfuricum Nr. 20
Empfohlene Potenzierung: D6/D12
Hauptanwendungsgebiet
Blähungskoliken
Belastetes Nervensystem

Zincum chloratum Nr. 21
Empfohlene Potenzierung: D6
Hauptanwendungsgebiet
Belasteter Stoffwechsel
Menstruationsbeschwerden
Nervenkrankheiten

Calcium carbonicum Nr. 22
Empfohlene Potenzierung: D6
Hauptanwendungsgebiet
Erschöpfungszustände
Frühzeitiges Altern

Natrium bicarbonicum Nr. 23
Empfohlene Potenzierung: D6
Hauptanwendungsgebiet
Säureüberlastung
Schlackenausscheidung

Arsenum jodatum Nr. 24
Empfohlene Potenzierung: D6
Hauptanwendungsgebiet
Haut: nässende Ekzeme
Jugendliche Akne
Lungenerkrankungen

Aurum chloratum Nr. 25
Empfohlene Potenzierung: D6
Hauptanwendungsgebiet
Unspezifisches Frauenleiden

Selenum Nr. 26
Empfohlene Potenzierung: D6
Hauptanwendungsgebiet
Entgiftung

Kalium bichromicum Nr. 27
Empfohlene Potenzierung: D6
Hauptanwendungsgebiet
Diabetes

Schüßler Salze in
unseren Nahrungsmitteln

In unseren Lebensmitteln sind alle Mineralstoffe enthalten die wir brauchen, wenn auch durch Umwelteinflüsse nicht mehr so reichhaltig wie früher. So ist bei einer ausgewogenen Ernährung ein Mangel kaum möglich. Jedoch bei besonderen Lebensumständen, wie eben die Zeit der Chemotherapie, sind wesentlich höhere Dosen an Mineralstoffen notwendig. So ist es anzuraten, gerade in dieser Zeit auf eine besonders vitamin- und mineralstoffhaltige Ernährung zu achten. Es ist immer die Kombination von Schüßler Salzen und Ernährung, die unseren Mineralstoffhaushalt wieder ins Gleichgewicht bringt. Jedes Nahrungsmittel enthält andere Vitamine, Mineralstoffe und Spurenelemente, jedoch in der Petersilie sind alle Schüssler Salze enthalten.

Bei einem Vortrag zu diesem Buch in der Schlossbergklinik Oberstaufen wurde ich gefragt, warum Schüßler Salze einnehmen, wenn doch alles in unserer Nahrung enthalten ist und eine ausgewogene Ernährung uns alles zuführt was wir brauchen, sozusagen unsere Nahrungsmittel die Apotheke Gottes sind.

Diesen Ansatz teile ich zu hundert Prozent. Ernähren wir uns abwechslungsreich und ausgewogen bekommt unser Körper alles was er braucht. Trotzdem vertrete ich auch, dass wir uns mit Schüßler Salzen unterstützen dürfen. Es gibt Zeiten da kann unser Körper das Angebot gesunder und ausgewogener Ernährung nicht umsetzten.

Gründe hierfür können körperliche und/oder
seelische Belastungszustände sein. Oftmals ist uns
das erst bewusst wenn der Körper mit Krankheit
reagiert. Schüßler Salze helfen dem Körper bzw.
der einzelnen Zelle das Angebot aus der Nahrung
im Körper zu verarbeiten und umzusetzen.
Allerdings ersetzten sie niemals eine gesunde
Ernährung. Es gibt Hinweise welche Schüßler Salze
in welchem Lebensmittel enthalten sind. Ich
verzichte hier auf eine Auflistung, weil ich der
Ansicht bin, dass sich unser Körper genau das holt
was er braucht und so lade ich ein weiteres Mal
dazu ein, genau hinzuspüren und nur das zu essen
was der Körper signalisiert.

Verzeichnis Quellenangaben

Ausbildungsinhalte:
• Entspannungstrainerin
Entspannungsakademie® Christine Matheja,
München
• Beraterin für Schüßler Salze
Paracelsusschule Ulm
• Moderne Mentaltrainerin
Entspannungsakademie®, München
Dr. Irene Glöckner

Fachliteratur;
Handbuch der Biochemie nach Dr. Schüßler
Thomas Feichtinger / Elisabeth Mandl
Susanna Niedan-Feichtinger
4. Auflage, Haug-Verlag

Anhang

Bedürfnisse nach der
Maslow'schen Bedürfnispyramide:

Selbstverwirklichung
Individualität, Talententfaltung,
Altruismus, Güte, Kunst, Philosophie
und Glaube (Welterklärung und Leitlinien Ethik).

Soziale Anerkennung
Status, Wohlstand, Geld,
Macht, Karriere, Sportliche Siege,
Auszeichnungen, Statussymbole und Rangerfolge.

Soziale Beziehungen
Freundeskreis, Partnerschaft, Liebe,
Nächstenliebe, Kommunikation und Fürsorge.

Sicherheit
Wohnung, fester Arbeitsplatz,
Gesetze, Versicherungen, Gesundheit,
Ordnung, Religion (Ritual und Handlungshilfen
(Moral) und Lebensplanung (vor allem Planung
der Befriedigung körperlicher Grundbedürfnisse und
auch Geburtenkontrolle).

Körperliche Grundbedürfnisse
Atmung, Wärme, Trinken,
Essen, Schlaf und Sexualität.

Uta Sander

Geb. 1963,
zwei erwachsene Töchter.

Entspannungs- und
Mentaltrainerin,
Beraterin für Schüßler Salze

Seminarleitung seit 2007.

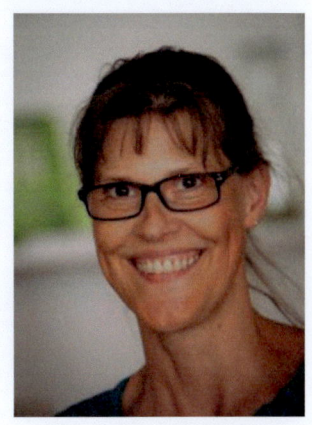

Foto: Susanne Krauss

Ganzheitliche Lösungen durch Zuhören,
Bewusstwerdung, Beratung und Training:

· Achtsamkeits- und Bewusstseinslehre
· Beratung für Schüßler Salze
· Berührend Verändern - Energiearbeit
· Entspannungstraining, u. a. mit
  Tiefenentspannung
· Gefühlearbeit
· Körperwahrnehmung
· Meditation
· Modernes Mentaltraining
· Qi Gong
· Vitaltraining für Körper, Geist und
  Seele©.

http://www.allgaeuerwegbegleiter.de